CONTRIBUTION

A L'ÉTUDE

DU DÉLIRE

DANS LES MALADIES DU CŒUR

PAR

LE Dr J.-B. LAURENT

ANCIEN INTERNE DES HÔPITAUX DE GRENOBLE (concours 1882)
ANCIEN INTERNE DE L'ASILE DE BRON, PRÈS LYON
(concours 1882)

LYON
TYPOGRAPHIE ET LITHOGRAPHIE DE J. GALLET
2, Rue de la Poulaillerie, 2.

1884

CONTRIBUTION

A L'ÉTUDE

DU DÉLIRE

DANS LES MALADIES DU CŒUR

LYON. — IMPRIMERIE J. GALLET, RUE DE LA POULAILLERIE, 2.

CONTRIBUTION

A L'ÉTUDE

DU DÉLIRE

DANS LES MALADIES DU CŒUR

PAR

LE Dr J.-B. LAURENT

ANCIEN INTERNE DES HÔPITAUX DE GRENOBLE (concours 1882)
ANCIEN INTERNE DE L'ASILE DE BRON, PRÈS LYON
(concours 1882)

LYON
TYPOGRAPHIE ET LITHOGRAPHIE DE J. GALLET
2, Rue de la Poulaillerie, 2.

1884

INTRODUCTION

Il existe dans les asiles d'aliénés des malades atteints de délires produits par les troubles circulatoires et nutritifs, dus à des lésions cardiaques. Ces délires (qui d'ailleurs s'observent de temps en temps dans la clinique hospitalière) sont liés à l'affection cardio-vasculaire; leurs accès alternent ou se produisent simultanément avec les crises et les exacerbations de la maladie du cœur, et, en traitant cette dernière, on arrive quelquefois à modifier, sinon à guérir, les troubles psychiques.

Dans les hôpitaux, il est assez rare d'observer le délire cardiaque, si ce n'est à la période ultime, asystolique des maladies du cœur, et, alors, il est d'un pronostic grave. Dans les asiles d'aliénés, au contraire, chez les cardiaques, les troubles circulatoires et nutritifs du cerveau se produisant chez des prédisposés, le délire apparaît fréquemment au début de la maladie du cœur, et, pendant un an, deux ans, dix ans, etc., suit toutes les péripéties de l'affection cardiaque.

Etudier ce délire, chercher quels sont les caractères des psychoses cardiaques ; tel est notre but.

Qu'il nous soit permis de remercier M. le professeur Pierret et de lui témoigner toute notre reconnaissance pour la bienveillance qu'il a eue pour nous et les indications qu'il a bien voulu nous donner au sujet de ce travail.

Nous adressons aussi nos remerciements les plus sincères à nos collègues et amis, les docteurs Brun et Taty, pour le temps qu'ils nous ont si généreusement consacré.

Nous divisons ce travail en cinq chapitres.

Dans le premier, nous exposons le résultat de nos recherches historiques.

Dans le deuxième, nous nous occupons des relations étiologiques et pathogéniques qui existent entre les troubles psychiques et la maladie du cœur.

Dans le troisième, nous publions vingt observations, dont neuf inédites, ont été recueillies pendant notre internat à l'asile de Bron.

Dans le quatrième, nous réunissons et nous groupons, au point de vue psychique, les symptômes présentés par nos cardiaques délirants.

Enfin, dans le cinquième, nous parlons succinctement du diagnostic et du traitement.

CHAPITRE PREMIER

Historique

L'étude précise du délire, dans les maladies du cœur, est toute récente ; ce n'est que dans ces dix dernières années qu'ont paru quelques monographies, d'une valeur réelle, sur ce sujet. Depuis longtemps on avait trouvé des lésions organiques du cœur chez des individus qui succombaient à l'aliénation mentale, mais tout avait été décrit vaguement. « Quelques auteurs, dit Guislain (*Traité sur l'Aliénation mentale et les Hospices d'aliénés*, Amsterdam, 1826, in-8, 2 vol.), ont mieux joint le raisonnement à l'expérience, sans qu'on puisse pourtant affirmer que des arguments décisifs aient été apportés sur ce sujet. On a trouvé dans quelques cadavres d'aliénés, des mauvaises conformations ou des vices organiques du cœur, mais tout ce qu'on rapporte à ce sujet se borne, presque toujours, à la seule description de ces affections ; le reste n'est que conjecture. »

Les maladies du cœur sont-elles, chez les aliénés, cause ou effet? Sont-elles consécutives aux troubles intellectuels ou bien jouent-elles un rôle pathogénique à l'égard de ceux-ci ? Tous les auteurs qui ont décrit les altérations du cœur, paraissent avoir peu insisté sur ce point.

Corvisart, dans son traité (*Essai sur les Maladies du cœur*, 1811), cite le cas d'un élève en pharmacie qui, sujet depuis plusieurs années à de profondes inquiétudes, s'empoisonna par l'opium : on trouva à l'autopsie un vice organique du cœur. Suivant cet auteur, le symptôme caractéristique de la troisième période de l'anévrisme du cœur, serait un désir que le malade éprouve de voir finir son existence. Meckel (*Mémoires de l'Académie de Berlin*, 1775), Testa (*Della Malatia di cuore*, vol. II, pag. 176), ont eu également l'occasion de rencontrer les vices organiques du cœur chez les suicidés.

Suivant Nasse (Archiv. *für medecin. Erfalh*, une Zeitsch. 1818), l'aliénation mentale est parfois le résultat « d'une inflammation du cœur ; » il assure que le trouble intellectuel est ici le résultat de la maladie cardiaque, « parce que, dit-il, l'ouverture des corps a démontré que le cerveau n'avait pas la moindre trace d'inflammation ou de vices organiques. » Le même auteur a connu un jeune homme qui, pendant dix ans, montra les signes les plus marqués d'une maladie de cœur ; au bout de ce temps, une mélancolie se déclara : le malade était dans une inquiétude extrême, se croyait empoisonné et resta dans cet état pendant plus de trois ans.

Nasse a réuni avec beaucoup de soin les observations relatives à la modification de l'état mental dans les maladies du cœur. « Les maladies du cœur, dit-il, seraient susceptibles d'imprimer au moral des altérations d'un caractère distinctif et plus ou moins invariable, on a cru observer que le désir de la vengeance, la propension au crime, au suicide, au vol, à verser le sang et les violentes passions sont particulièrement propres aux maladies de cet organe. » Nasse rapporte une observation de Cox : il s'agit d'un jeune homme qui, avec 40 pulsations, était à moitié mort, à 50 mélancolique, à 70 parfaitement raisonnable et à 80 maniaque. Nasse a observé lui-même que les enfants atteints de maladie bleue étaient remarquables par des accès de colère et d'emportement.

Romberg, de Berlin, en 1822 (*Zeitchs von Nasse*), a trouvé de l'atrophie du ventricule aortique chez des hommes ayant succombé à la folie. Le même auteur raconte avoir donné des soins à une femme qui éprouvait une forte douleur dans la région du cœur, laquelle s'étendait jusqu'à l'épaule gauche. Cette douleur revenait par paroxysmes et la malade avait, lors des exacerbations, un penchant irrésistible au meurtre : tantôt elle voulait immoler ses plus chers amis, tantôt elle dirigeait ses funestes desseins contre elle-même.

Plusieurs auteurs, ainsi que le rapporte Guislain (loc. cit.), ont prétendu que parfois on trouve dans l'aliénation mentale des symptômes qui appartiennent aux maladies du cœur ; que la tristesse et l'abattement, si particuliers à la folie, se montrent souvent chez les cardiaques, et qu'il n'est pas rare de rencontrer dans la folie, comme dans les maladies du cœur, des syncopes, des morts apparentes, une pâleur subite, des frissons alternants avec des bouffées de chaleur, et que les aliénés rapportent quelquefois à la région du cœur un sentiment de malaise qu'il leur est difficile de décrire. « Mais, dit

Guislain, si le malade éprouve une sensation désagréable au niveau du cœur, il ne donne pas la certitude que ce qu'il ressent dépende en réalité de cet organe. »

Littré, (*Dict.*, en 30 vol., art. Cœur, Paris, 1834), parle des affections du cœur, s'accompagnant de symptômes cérébraux, mais il insiste uniquement sur les affections du cœur droit. Dans les maladies du cœur droit, dit-il, il y a reflux dans les veines caves et des pulsations dans les veines du cou. La distension des veines se propageant plus loin, il survient de l'embarras dans la tête, de la céphalalgie, des vertiges et une sensation de battements dans la tête. Comme ce symptôme augmente dans la position couchée, il occasionne l'insomnie. Ce sont sans doute les troubles de la circulation cérébrale qui donnent lieu dans les affections du cœur droit, aux convulsions fréquentes surtout dans le jeune âge. De la même cause, naissent les sensations de fourmillement, l'engourdissement dans les membres.

Calmeil (art. aliénés, *Dict.*, en 30 vol.), a noté sur 100 aliénés, 2 fois des traces d'inflammation du cœur, de la petitesse, 20 fois; des marques d'hypertrophie, 8 fois; de la dilatation, une fois; de l'atrophie, une fois.

Esquirol, 1838 *(Traité des Maladies mentales)*, a trouvé des lésions du cœur, 11 fois sur 68, dans la mélancolie; Webster en a trouvé sur le huitième de ses mélancoliques; Bayle, sur le sixième.

Griesinger, 1845 *(Traité des Maladies mentales)*, considère les affections du cœur comme rares chez les aliénés.

Saucerotte, 1844 (In *Ann. méd. psych.)*, parle des

relations qui existent entre la folie et les maladies du cœur : « C'est une chose fort remarquable, dit-il, que l'accord de toutes les langues parlées sur le globe pour désigner le cœur comme le siège de la sensibilité morale et des passions qui en résultent. Certes, une telle unanimité doit donner à réfléchir. Il faut qu'il y ait au fond de cette erreur physiologique un fait d'observation qu'il s'agit seulement de dégager de l'induction erronée qu'on en a tirée. Cet auteur rapporte 7 observations destinées à prouver le rapport de certains troubles de la pensée avec les affections du cœur.

Morel, 1860 *(Traité pratique des Maladies mentales)*, dit qu'on observe chez les aliénés une sensibilité morale exagérée dans les cas d'hypertrophie du cœur. « L'insuffisance des orifices produit des anxiétés avec tendance au suicide. Chez les maniaques à type périodique, les exacerbations coïncident parfois avec des palpitations du cœur plus vives. »

Marcé, 1862 *(Traité pratique des Maladies mentales)*, affirme avoir trouvé une certaine fréquence de lésions du cœur et surtout de l'hypertrophie du ventricule gauche dans la paralysie générale.

Fabre, 1872 *(Gaz. des Hôpitaux)*, attira l'attention des médecins sur les accidents nerveux de l'insuffisance aortique, mais il n'entreprit point l'étude des phénomènes cérébraux que détermine cette affection. Le même auteur, en 1876 (*Gaz. des Hôpitaux)*, publia un article sur l'anémie dans les maladies du cœur. Dans ce travail, l'auteur fait la distinction entre l'anémie par oligaimie et l'anémie par anoxémie qui peuvent exister simultanément à des degrés divers et entraîner l'atrophie des viscères. Chez un malade, observé par Fabre, et présentant une légère insuffisance aortique jointe à un léger rétrécissement avec hypertrophie du cœur sans altération graisseuse, on constata à l'autopsie que le cerveau, le foie, les reins, présentaient une congestion récente et surtout une remarquable atrophie qui frappa les assistants.

Burmann, 1873 *(Heart disease and insanity, in the west riding lunatic asylum medical reports)*. Considérant d'abord les affections du cœur comme cause de mort chez les aliénés, a constaté qu'elles avaient amené ce résultat 184 fois sur 2,476 décès. Il s'agissait de formes très variées d'aliénation mentale. En second lieu, il a examiné le cœur d'aliénés morts dans les circonstances les plus diverses. Dans 500 autopsies, il existait 241 fois de l'hypertrophie du cœur, principalement dans les cas de paralysie générale et d'altérations matérielles de l'encéphale. Avec de l'hypertrophie, 105 fois des lésions valvulaires. S'appuyant sur une longue statistique, cet auteur signale la fréquence des lésions du cœur chez les aliénés, mais il hésite sur les relations de cause à effet et se contente de conclure ainsi : « Il y a un rapport remarquable entre l'augmentation des maladies mentales et celle des affections cardiaques. . . . . Dans ces cas, on remarque généralement de l'hypertrophie plus ou moins manifeste, ou de la dilatation siégeant à droite seulement ou des deux côtés. C'est la monomanie hypocondriaque qui s'est le plus souvent trouvée liée à l'affection cardiaque. Les malades sont alors tristes, moroses, anxieux. »

Dufour, 1876 *(Ann. méd. psych.,* mois de mai, p. 389),

parle de la fréquence des lésions cardiaques, chez les aliénés. Laissant de côté les cas où le cœur était simplement adipeux (6.), il l'a trouvé (44 fois sur 61 autopsies) (74 %), atteint dans son tissu musculaire ou ses valvules. Les lésions de la mitrale étaient de beaucoup les plus fréquentes : 9 fois, elles étaient simplement épaissies, et 23 fois athéromateuses. Deux fois, la mitrale était seule lésée; quatre fois, elle l'était en compagnie des sigmoïdes aortiques, six fois, avec altération du muscle; dix-huit fois, il y avait altération du muscle et des différentes valvules. Enfin, 14 fois, le tissu cardiaque seul était atteint. Les valvules sigmoïdes ont été trouvées atteintes 26 fois. Toutes ces lésions appartenaient au cœur gauche; les cavités droites, sauf quelques cas de dilatation et un seul fait où la tricuspide était notablement épaissie, n'ont donné lieu à aucune observation digne d'intérêt. Elles participaient toutefois plus ou moins à l'augmentation du volume général qui a été rencontré 14 fois. Enfin, 18 fois, le cœur s'est trouvé atteint de dégénérescence graisseuse.

Raynaud, M. (*Dict. de Médecine et de Chirurgie pratique* de Jaccoud, art. cœur), dit avoir observé dans le service de Potain, à l'hôpital Necker, un très beau cas de lypémanie dont les accès paraissaient manifestement liés au retour de l'asystolie. Il cite également le cas d'un malade qui était obsédé par des idées de grandeur, par des conceptions ambitieuses, dont il reconnaissait le premier l'absurdité, mais dont il était impossible de se défendre. Dans les statistiques de Voppel et de Tyermann, citées par Raynaud, le premier, sur 72 autopsies pratiquées à l'asile de Golditz a trouvé 12 cas d'affections du cœur (16 °/₀). Dans une autre série, il dit avoir rencontré dans les trois cinquièmes des autopsies, des affections légères des valvules, et dans un trente-cinquième des lésions considérables. Le second, à l'asile de Colney-Hatch, a trouvé sur un septième des aliénés des lésions du cœur ou des valvules.

Peter cite le cas d'un cardiaque qui, arrivé à la dernière période de la maladie, avait des hallucinations nocturnes, voyait sa femme et conversait avec elle, avec quelque animation, parlant de dettes à payer, etc. Il parle également d'une malade qui avait aussi des hallucinations nocturnes, voyait un enfant au pied de son lit, conversait avec lui, etc. Le même auteur cite encore le cas d'un homme d'une soixantaine d'années, qui a occupé en Belgique une assez haute position politique, et qui avait une lésion de l'orifice mitral. Ce malade, en proie à tous les accidents de l'asthénie cardio-vasculaire, a eu, pendant 48 heures, une véritable attaque d'aliénation mentale. Lui, qui ne pouvait quitter son fauteuil et son lit, se lève tout à coup, s'habille avec l'assistance de son valet, et sort en voiture, pour aller à la Chambre. Il se croyait en Belgique. Deux jours de suite il fit le tour des Champs-Elysées, sous prétexte d'affaires politiques, étonnant son entourage par l'abondance de sa diction, qui contrastait avec sa taciturnité de malade. Puis après cette période d'excitation, il retomba dans le colapsus, en recouvrant toute sa solidité d'esprit et mourut une quinzaine de jours plus tard.

Enfin, tout récemment, ont paru plusieurs monographies de Hirtz (1), de Limbo (2), de Murraté (3), de D'Artos (4), ayant traits aux troubles cérébraux et psychiques dans les maladies du cœur.

Un certain nombre d'autres auteurs ont aussi abordé la question que nous traitons ; nous aurons l'occasion de les citer dans le courant de notre travail.

(1) Hirtz, *Manifestations cérébrales dans les affections cardiaques.* Thèse Paris, 1877.

(2) Limbo, *Contribution à l'étude des encéphalopathies d'origine cardiaque.* Thèse Paris, 1878.

(3) Muratte, *des Troubles mentaux dans l'asystolie.* Thèse Paris, 1880.

(4) D'Artos, *Troubles psychiques des cardiaques.* Thèse Paris, 1881.

CHAPITRE II

Etiologie et Pathogénie

L'influence des maladies du cœur sur la folie peut être véritablement causale, prédisposante ou déterminante ; ou bien elle peut simplement se faire sentir dans le cours de la folie, pour en modifier la forme et la marche.

Le rôle étiologique de la maladie du cœur est souvent facilité par des conditions adjuvantes : telles que l'hérédité, la diathèse rhumatismale, le nervosisme congénital, les causes morales, les émotions vives, et enfin toutes les causes qui peuvent favoriser le développement de la folie. Avec Griesinger, on peut admettre que les maladies mentales sont : ou primitives, c'est-à-dire dues à une influence agissant directement sur l'encéphale, ou secondaires, c'est-à-dire produites sous l'influence d'un élément morbide se développant sur un autre point de l'organisme et dont l'action retentit nosologiquement sur le cerveau. Griesinger divise ce dernier groupe en trois modes pathogéniques :

1° Troubles de la circulation cérébrale (Ex. : maladies du cœur ; maladies des artères ;

2° Irritation nerveuse du cerveau (blessure d'un nerf, folie génitale) ;

3° Nutrition incomplète du cerveau par un sang vicié ou défectueux (anémie, intoxication).

Dans la classification de Morel, la folie cardiaque fait partie du troisième groupe (folies sympathiques). Pour les autres classifications, elle n'a pas de place, elle appartiendrait à la fois à plusieurs groupes. Ainsi, dans la classification d'Auguste Voisin, elle ferait partie des folies congestives et des folies anémiques.

Il est aussi difficile, en l'état actuel de la science, de donner une bonne définition de la folie cardiaque, que d'en trouver une de la folie en général. Nous considérons la folie cardiaque comme l'état d'un individu atteint d'une maladie de cœur, chez lequel survient consécutivement une perturbation des facultés mentales.

Nous avons éliminé dans nos recherches, les nombreuses observations d'embolies cérébrales et d'hémorrhagies, etc. ; ce n'est pas que ces lésions, qui ont quelquefois leur origine dans une maladie du cœur, ne produisent des troubles psychiques, mais elles engendrent plus rarement le délire. « Comme la perversion d'une fonction suppose toujours que cette fonction existe, aussi bien que l'organe qui en est le siège, il faut, pour qu'il y ait délire, et par conséquent folie, que l'intelligence s'exerce encore et, par conséquent, que le cerveau ne soit pas profondément altéré dans sa texture. L'on peut donc dire d'une manière générale que les maladies du cerveau qui s'accompagnent de délire, sont celles dans lesquelles les lésions de cet organe ne sont que légères et consistent surtout en troubles circulatoires ; tandis que celles où ces lésions sont plus profondes et intéressent la structure même du tissu cérébral provoquent, comme symptômes, des accidents qui indiquent non plus la perversion, mais la suppression des fonctions cérébrales, c'est-à-dire la stupeur, le coma, la paralysie. (Foville, *Dict. Jaccoud.*, art. Délire.)

Il est souvent difficile de faire la part de la lésion cardiaque dans les troubles cérébraux qui l'accompagnent. Il faut, dans la plupart des cas, tenir compte des altérations vasculaires qui coïncident avec la maladie du cœur ou qui ont pu l'engendrer, ainsi qu'on le constate pour l'orifice aortique.

D'un autre côté, il fallait prendre garde de rapporter à un trouble cardio-vasculaire les manifestations de la syphilis, de l'alcoolisme, du rhumatisme, de la goutte, etc., qui sont souvent la cause de la lésion cardiaque et qui peuvent déterminer, pour leur propre compte, le délire et de nombreux accidents cérébraux.

Les troubles circulatoires peuvent être produits par un grand nombre d'affections cardiaques ; ils peuvent aussi reconnaître pour cause un affaiblissement du cœur ou atrophie du muscle cardiaque, une compression de l'organe par des épanchements péricardiques ou pleurétiques abondants ; enfin et surtout, par un fonctionnement imparfait des valvules, qu'il s'agisse d'un rétrécissement ou d'une insuffisance, d'une lésion aortique ou d'une lésion mitrale.

Sous le rapport de l'affection cardiaque, cause du délire, nous trouvons dans nos observations : 11 fois l'insuffisance mitrale ; 2 fois l'insuffisance mitrale coïncide avec un rétrécissement du même orifice ; 4 fois l'orifice mitral et l'orifice aortique sont pris simultanément ; une fois la valvule mitrale l'est avec la valvule tricuspide ; 2 fois l'orifice aortique est seul lésé ; une fois il y a rétrécissement et insuffisance et une fois simplement insuffisance. Nous trouvons de la dilatation avec hypertrophie dans trois autres observations ; de l'hypertrophie et des palpitations dans deux autres ; enfin, dans l'obs. 19, il existe de l'hypertrophie avec un état asystolie du cœur, sans bruit appréciable.

« Les cardiopathies peuvent agir par différents modes pour troubler l'équilibre de la circulation cérébrale et produire le délire. Tantôt elles produisent une hyperhémie constante et portant sur les trois ordres de vaisseaux ; tantôt, au contraire, elles produisent une anémie habituelle, et c'est ce qui a lieu, par exemple, dans l'insuffisance aortique ; tantôt, enfin, elles amènent une déséquilibration de l'état vasculaire — anémie artérielle et congestion veineuse — c'est ce qui a lieu dans les lésions mitrales. Enfin, la plupart des maladies du cœur influent sur l'hématose et fournissent au cerveau un sang insuffisamment oxygéné, vicié par l'acide carbonique et souvent dépourvu de la proportion normale de globules sanguins. » (Ball et Ritti, art. Délire, *Dict. Déchambre.*)

CHAPITRE III

Observations

OBSERVATION PREMIÈRE

Mélancolie. — Hallucinations diverses. — Insuffisance mitrale. — Délire des persécutions. — Idées de suicide. — Hypertrophie — Palpitations. (Asile de Bron, service de M. le professeur Pierret.)

A..., âgée de 61 ans, ménagère, sait lire et écrire ; pas de renseignements sur les parents de l'aliénée, qui sont morts depuis longtemps. La malade a eu un enfant mort-né ; jusqu'à la ménopause, elle était toujours bien réglée. Depuis trois ans, elle souffre de douleurs dans la tête ; elle a été opérée de la cataracte il y a un an. A..., travaillait à la journée comme lingère chez diverses personnes où on l'estimait beaucoup. Elle est très pieuse. Vers juillet 1882, changement de caractère : elle était douce, dévouée aux familles chez qui elle travaillait, et, tout-à-coup, on l'entend soutenir des théories socialistes avec les domestiques de ces maisons ; elle se plaint de l'inégalité des conditions et de l'injustice du sort. Devenue triste, elle s'imagine qu'une famille très religieuse de sa connaissance l'a vouée au démon et qu'elle est damnée. Depuis ce moment, elle se croit toujours environnée de démons qui la menacent; elle a offert 40 francs au curé de G..., pour être exorcisée. Voyant sa demande repoussée, elle se croit abandonnée, perdue, et dit que le seul moyen d'en finir est de se noyer. Elle a eu quelques accès d'excitation.

Entre à l'asile de Bron, dans le service de M. le professeur Pierret, le 5 août 1882.

Au moment de son admission elle est calme, répond très-bien et reconnaît l'exactitude des faits ci-dessus; elle attribue son délire à ses nerfs qui lui font faire des choses absurdes. Elle raconte que le médecin de son pays l'a traitée par la digitale, ce médicament apaisait ses nerfs et elle s'en est toujours bien trouvée. — Dans son jeune âge, elle a eu des rhumatismes, des douleurs au niveau du cœur, des étouffements. Son cœur bat quelquefois très-fort, elle *a des palpitations*. Elle sent bouger les démons dans les reins, dans le ventre, mais surtout le long de la colonne vertébrale et dans la tête, ils remuent comme des mouches; elle a constamment des bourdonnements d'oreilles. Ces démons la poussent à faire du mal, ils lui disent qu'elle va mourir, que sa place est au cimetière, qu'il faut qu'elle se détruise, qu'elle deviendra folle; elle en a fait partir un en lisant l'*Evangile* et le curé de G... lui en a expulsé un autre en la bénissant. Elle a vu à la messe un des démons qui la tourmentent, il avait la forme d'une grosse mouche avec des ailes grises. Ces démons, elle les entend, ils se parlent entre eux et se donnent des noms de saints : saint Pierre, saint Paul, etc.

Œdème périmalléolaire lorsqu'elle reste longtemps debout. Ni sucre, ni albumine dans les urines. Quelques râles sous-crépitants dans les poumons, surtout aux bases.

Cœur : souffle au premier temps et à la pointe. Hypertrophie; tracé sphygmographique de l'insuffisance mitrale, pouls irrégulier.

Traitement : pilules de Meglin, digitale, café, administrés successivement et à plusieurs reprises.

Depuis un an que la malade est en traitement, nous avons vu peu d'amélioration chez elle ; ses hallucinations persistent toujours avec plus ou moins d'intensité; lorsquelles sont insupportables, au dire de la malade, on remarque une exagération de troubles cardiaques et, au moyen de la digitale et du café, on lui rend un peu de tranquillité et de bien-être. Cette malade n'est jamais agitée, elle est toujours mélancolique; quelquefois, elle est un peu plus triste que d'habitude.

OBSERVATION II

Insuffisance mitrale. — Délire des persécutions. — Lypémanie. — Hallucinations diverses. — (Asile de Bron, service de M. le professeur Pierret.)

Y..,, 58 ans, dévideuse, célibataire, illettrée. Pas de renseignements sur les parents de l'aliénée. Mauvaise nourriture, elle voulait ainsi faire pénitence. Ne paraît pas avoir fait d'excès alcooliques ; pas d'antécédents syphilitiques.

Entrée à l'Asile de Bron le 3 novembre 1881, dans le service de M. le professeur Pierret.

Elle a, dit-elle, une maladie de cœur depuis deux ou trois ans et « une poche d'eau » dans le ventre, du coté gauche ; c'est un sort qui lui a été jeté. Un dimanche, elle était au balcon, situé à un premier étage, un homme qui passait dans la rue la lorgne ; depuis ce moment, c'en est fait : Elle voit partout des bêtes qui veulent la manger : « cela saute partout comme des grenouilles, puis cela me fait des tourbillons dans le dos. » Elle ne peut pas s'asseoir, parce qu'il y a partout des démons et des bêtes, il y en a jusque dans les chaises, elles sifflent ; un oiseau de l'enfer joue de la musique dans ses oreilles. « La maladie des jambes (œdème) s'en est allée par en bas sous forme de gros poux » La maladie mentale paraît avoir débuté vers la fin de l'année 1880 ; elle ne travaillait plus dans les derniers temps qui ont précédé son admission à l'Asile de Bron.

Cette femme est de petite taille ($1^m,45$) ; elle porte la tête toujours penchée en avant, regarde à ses pieds, a l'attitude inquiète. Elle est un peu sourde, il faut lui parler de très près pour qu'elle puisse répondre aux questions qui lui sont adressées. L'examen des oreilles ne donne rien de particulier. A l'œil droit : larmoiement et blépharite. Elle a une mauvaise dentition, il ne lui reste plus que trois incisives de saines au maxillaire inférieur. La voûte palatine est très ovoïde et d'une profondeur exagérée.

Diamètres de la tête :

O.M.	0,20
O.F.	0,18
Bi par.	0,15
Bi temp.	0.16
M.F.	0,12
M. breg	0,23
Longueur de la figure . .	0,16

25 novembre 1881. — Depuis trois semaines qu'elle est à l'asile la malade est très agitée, surtout la nuit, elle ne peut dormir, fait du bruit, et réveille ses voisines. Elle est obsédée par les démons, se plaint de leur présence dans le dortoir et autour de son lit ; s'imagine être poursuivie par toutes sortes de bêtes depuis qu'on lui a jeté un sort, il y a trois ans. Ces bêtes sont toujours du côté gauche ; en se tournant du côté droit elle les entend moins : « le côté gauche, c'est le mauvais côté. » Elle a des bourdonnements dans les oreilles et ces bourdonnements ne cessent que lorsqu'elle se met en prière. Ne dort que lorsqu'elle est exténuée de fatigue. Dit qu'il y a des gens qui lui en veulent, mais elle ne les connaît pas. A de temps en temps de l'oppression. Les jambes sont infiltrées au niveau des malléoles. A l'examen des poumons, on trouve une légère matité et des râles fins aux deux bases. Au cœur : souffle très fort au premier temps et à la pointe ; léger souffle à la base et au premier temps. Pouls fort et un peu irrégulier, 21 au quart, et au sphygmographe : tracés de l'insuffisance mitrale. Ni sucre, ni albumine dans les urines.

Potion avec 20 gouttes de teinture de digitale.

17 août 1883. — La malade est plus excitée que d'habitude. On prescrit une potion avec deux grammes de bromure de potassium ; puis, huit jours après, du bromure de sodium, du café et du lait.

16 décembre 1883. — La malade n'a pas d'œdème au moment où nous l'examinons, mais la sœur de service nous dit qu'elle a souvent les jambes enflées vers la fin de la journée. Souffle systalique et à la pointe. Râles aux bases ; sonorité exagérée dans la moitié supérieure aux deux poumons. La malade dort peu ; elle se lève pendant la nuit, cherche sous ses traversins et sous son lit les bêtes qu'elle entend.

OBSERVATION III

Accès de fureur. — Lypémanie. — Délire des persécutions. — Hallucinations de la vue, de l'ouïe, de l'odorat, etc. — Insuffisance mitrale. — (Asile de Bron, service de M. le docteur Max-Simon)

J..., 59 ans, poëlier-fumiste, quelques excès alcooliques, affection remontant à une époque assez éloignée, est marié. Depuis près de deux ans, J... se croit poursuivi par des personnages à la tête desquels est son patron. Pendant un certain temps, ce malade, malgré ses idées délirantes et ses hallucinations, a pu vivre au dehors. Cependant son délire augmentait tous les jours et il n'était pas sans inspirer des craintes à ses voisins. J... ne s'était encore livré à aucun acte de violence. Un jour que sa femme était sortie, plus malade qu'à l'ordinaire, assailli plus vivement par ses hallucinations de l'ouïe, se croyant en danger, J... se barricade et pour pénétrer chez lui, on est forcé d'enfoncer la porte. Le malade armé d'une bouteille attendait ses prétendus ennemis ; cependant il ne frappa personne, voulut s'échapper par une croisée et c'est avec beaucoup de peine qu'on parvint à s'emparer de lui.

J... est amené à l'asile de Bron, il se plaint qu'on le poursuit, qu'on le persécute, parle de la machine pneumatique que son patron a fait construire contre lui. Interrogé sur quelques détails de la machine pneumatique, il paraît n'en avoir aucune notion. Il prétend que cette machine est placée dans les greniers ou dans les caves de l'appartement et que de là on agit par son intermédiaire pour lui ôter la vie ; s'il est essoufflé, s'il est oppressé, c'est l'effet de cet instrument sur son estomac et sur sa poitrine. Il entend le bruit de cette machine qui sert tout à la fois à lui lancer des balles et à lui ôter la respiration.

Fréquemment à la visite du matin, le malade se plaint d'avoir entendu toute la nuit le bruit de la machine ; on lui a lancé des balles sur la tête, sur la nuque et sur le cou. Comme on lui objecte qu'on ne voit aucune trace de ces balles, il répond qu'elles sont d'une nature particulière, ce sont des balles gazeuses, qui, alors qu'elles ont frappé, se dissipent dans l'air. La sensibilité du cou et de la nuque est normale ; aucune douleur névralgique ou autre ne peut rendre compte de la sensation qu'accuse le malade ; il s'agit donc de véritables hallucinations. Quant à la sensation d'étouffement qu'il attribue toujours à la machine pneumatique, il est facile d'y reconnaître une illusion ; ce malade a des accès d'oppression liés à un état maladif du cœur. Il y a un bruit de souffle au premier temps et à la pointe et des râles disséminés, dans les deux poumons surtout aux bases. Ce malade a également des troubles de la vue et de l'odorat, fréquemment, il lui arrive de ne plus rien pouvoir distinguer ; « par moment, dit-il, il n'y voit pas à deux pas devant lui ; c'est l'effet de la reverbération électrique que ses persécuteurs dirigent contre lui. » Ceux-ci font dégager, « des émanations d'esprit de nitre, d'acide sulfurique etc. ; souvent ces émanations le serrent au gosier, l'étouffent et il ne peut plus respirer. » Il fait retomber tous ces méfaits sur ce qu'il appelle « l'intrigue », ce mot désigne ses persécuteurs à la tête desquels est son patron.

Les urines ne contiennent ni sucre, ni albumine.

Traité à plusieurs reprises par la digitale, le café, l'opium et le vin de quinquina, ce malade n'a pas présenté d'améliorations. Depuis deux ans qu'il est à l'asile, ses conceptions délirantes n'ont pas varié et ses hallucinations se sont toujours montrées aussi constantes et aussi vives.

OBSERVATION IV

Palpitations. — Insuffisance mitrale. — Excitation maniaque. — Actes impulsifs. — Perversion morale. (Asile de Bron, service de M. le professeur Pierret).

C. . . Claudine (2me division), sans profession, 26 ans. Le père est du département du Rhône ; la mère de l'Isère, célibataire, sait lire et écrire. Renseignements fournis par la mère.

Antécédents héréditaires : *côté paternel* : Le père est vivant, il s'enivre souvent et est très irritable ensuite.

Une sœur du père, veuve, sans enfants, a fait de bonnes affaires, est bizarre « lunatique » disent les renseignements.

Côté maternel : Mère calme, raisonnable, a eu beaucoup à souffrir de son mari, qui la battait, la frappait à coups de bouteille, etc.

Une sœur et deux frères vivants. Un frère mort dans un âge relativement avancé. Une sœur a fait, il y a trois ans, un séjour de trois mois dans un asile.

Beaucoup de cousins germains sur lesquels on ne sait rien. *Frères et sœurs* : Au nombre de 10, dont trois morts, l'un de fièvre thyphoïde, un autre à 4 ans, à la suite d'une chute ; et le troisième en venant au monde. L'aîné des enfants vivants à 38 ans, un frère de 19 ans est très bizarre, extrêmement violent, casse et brise tout, comme autrefois sa sœur. A la suite d'une chute dans l'eau, il y a 4 ans, il est devenu sourd.

Antécédents personnels : La malade a toujours été méchante et avait de mauvais instincts, dit la mère. Depuis longtemps, elle faisait des scènes à ses parents, se disputait avec tout le monde et s'est même battue avec son frère à coups de bouteille. Elle a pris en aversion plusieurs personnes, surtout une voisine, qui, disait-elle, avait trop d'enfants, et proférait des menaces contre elle et d'autres personnes de son entourage.

Bien qu'elle ait toujours été violente, ses instincts pervers ne se sont montrés au grand jour que depuis un an, et elle n'a commencé à menacer les personnes que depuis un mois.

D'une bonne santé habituelle, Mademoiselle, C... a eu une attaque de rhumatisme aigu polyarticulaire à l'âge de 13 ans, l'année de la guerre (1870); les jambes ont été enflées.

Entrée dans le service de M. le professeur Pierret, le 17 février 1883.

Certificat d'entrée : Manie hypocondriaque, accès de délire furieux, menaces de mort.

A l'entrée : Toute la personne respire l'excitation contenue et à voir ses yeux brillants, son regard dur, les mouvements nerveux de ses doigts qui contrastent avec son masque impassible, à entendre ses réponses brèves, faites sur un ton de mauvaise humeur, on croirait avoir affaire à quelqu'un qui dissimule une violente colère.

L'état physique général est assez satisfaisant; mais C... a des palpitations de cœur et présente un bruit de souffle à la pointe et au 1er temps.

Taille, 1m61.

Cheveux, roux foncés.

Yeux, bridés.

Bouche, grande, lèvre inférieure un peu avancée

Léger duvet blond sur la lèvre supérieure.

Oreilles à lobules soudés.

Front étroit.

Mains longues et bien faites.

Teint coloré, taches de rousseur.

Depuis son entrée à l'asile, Mademoiselle C... est très agitée, surtout la nuit; elle crie, rit, chante et pleure. Elle paraît avoir des hallucinations de l'ouïe et de la vue. La mémoire est conservée.

5 mars 1883 : L'agitation est diminuée, mais il persiste de l'excitation maniaque qui ne l'empêche pas de bien manger, de dormir et même de travailler un peu. Les idées sont bizarres et un peu incohérentes. Ainsi, elle n'a pas ses règles et ne se soucie pas d'être réglée, c'est trop ennuyeux. Avec cela des idées nettes de satisfaction, elle prétend savoir tout faire et au fond ne sait rien.

Les sentiments affectifs, surtout à l'égard de son père, sont complètement abolis. C'est, dit-elle, son père qui la tient enfermée et elle sait bien qu'elle ne sortira pas avant sa mort, d'ailleurs elle ne tient pas à sortir avant cet événement, puisqu'elle ne peut pas vivre avec lui. La mémoire est conservée ; pas de troubles de la motilité. Elle a des maux de tête, des palpitations ; et des « maux d'estomac », douleur presternale.

19 septembre. — Répond bien aux questions qui lui sont adressées ; rit constamment et sans motifs connus ; la mémoire est conservée ; léger degré d'incohérence, travaille à la lingerie ; dit qu'elle n'a à se plaindre de personne à l'Asile. Les yeux sont brillants, fixes ; elle paraît préoccupée ; à la voir on dirait d'un délire actif chez une personne cherchant à le dissimuler. Les règles ont reparu, mais sont irrégulières, pouls petit, un peu irrégulier, 16 au quart. Insuffisance mitrale ; la malade tousse, légère matité et quelques râles aux bases.

Sp. iod. de fer le matin.
Pot. avec kbr. 1 gr.
Trois bains par semaine.

OBSERVATION V

Hypertrophie, palpitations, excitation maniaque. — Insuffisance et rétrécissement de l'orifice mitral. (Asile de Bron, service de M. le professeur Pierret.)

Mme V., blanchisseuse, 57 ans, illettrée.

Antécédents héréditaires : Père mort après avoir été malade pendant plusieurs années; la nature de sa maladie nous échappe. Mère nerveuse, très sensible, morte il y a quarante ans. Elle avait fait une maladie de quatre ans de durée, à l'âge de 17 ans. Une tante a été séquestrée à l'âge de cinquante ans et est morte 10 ans après. Une cousine germaine qui tenait un magasin d'orfèvrerie a été prise subitement d'un accès de folie furieuse et enfermée d'office dans l'asile départemental où elle est morte plusieurs années après.

Six frères et point de sœurs. Un frère marié, atteint d'aliénation mentale à l'âge de 35 ans. Détail curieux : il mordait le râtelier de son écurie, et mourut 2 jours après avoir été conduit à l'Antiquaille. Un autre frère est mort d'une affection cérébrale de nature inconnue : le médecin qui le soignait à l'hôpital aurait dit que s'il ne mourait de la maladie, il en resterait fou. Deux enfants : une fille morte en bas âge et un fils marié qui a perdu une petite fille de 2 ans à la suite de convulsions.

Antécédents personnels : La menstruation s'est établie à 18 ans, a toujours été régulière, et a cessé à cinquante ans. Pas de syphilis, goût prononcé pour les alcools.

Mme V... est douée d'une intelligence médiocre, elle ne sait ni lire ni écrire, dans sa jeunesse elle avait peu de dispositions pour l'étude. En 1870, elle a donné les premiers symptômes d'aliénation, elle a présenté pendant plusieurs mois des phénomènes d'excitation marqués par des propos et des actes extravagants. A cette époque, elle a perdu la vue du côté droit, à la suite d'une irido-choroïdite. A été soignée pendant 15 jours pour un eczéma de la jambe. Le début de l'affection actuelle remonte à 9 mois. Il a été signalé par la perte complète du sens moral et des sentiments affectifs et par de l'excitation génésique intense. La malade très excitée ne donne plus trace d'affection pour ses parents, provoque les hommes dans la rue, découche, tient des propos obscènes au premier venu, se procure par tous les moyens de l'argent qu'elle dépense aussitôt en pâtisseries et en liqueurs. La nuit elle chante, injurie les voisins qui se plaignent, bouleverse ses meubles sous prétexte de faire son ménage, monte sur les toits, menace de mettre le feu à sa maison et frappe à coups de bâton son mari et les voisins qui viennent l'empêcher de mettre ses projets à exécution.

Entrée à l'asile de Bron, le 12 mai 1879.

Certificat d'entrée : Depuis huit ou neuf mois, cette malade a cessé tout travail, elle s'échappe de son domicile, pour errer dans la compagne, même pendant la nuit. Depuis quelques semaines, elle est devenue violente, et menace ceux qui s'approchent d'elle. Elle a frappé son mari sur le côté gauche de la tête à l'aide d'une planche, etc.

Etat *au moment de l'entrée* : Tendance au mouvement : incapable d'une occupation suivie. Motilité et sensibilité intactes. Mémoire conservée, pas d'hallucinations, pas de conceptions délirantes persistantes. Perte des sentiments affectifs, excitation génésique, battements de cœur, palpitations, hypertrophie, souffle prolongé à la pointe. Râles de bronchite aux deux poumons, un peu d'essoufflement.

Cette femme est petite (taille 1m52), déjà vieille, ayant un bon sourire, un peu inquiète, regarde à droite et à gauche, visage ovale, front bas, étroit, un peu bombé, cheveux blonds autrefois, grisonnants et déjà blancs à leur racine sur le front, les tresses sont noires dans deux tiers de leur longueur. Sourcils gris non situés sur le même niveau; yeux bleus, le droit est perdu, celui qui lui reste est animé et fixe, nez droit relevé, bouche moyenne, lèvres minces. Mains petites, maigres, articulations gonflées, les ongles forment des segments de sphère à courts rayons. Rhumatisme chronique. Tous les doigts de la main droites sont rejetés sur le bord cubital. La malade peut cependant fermer la main, elle attribue cette déformation, qui date de l'âge de 17 ans, à l'usage des fers chauds. Le palais est enfoncé et présente une saillie médiane antéro-postérieure; dents mauvaises. Crâne asymétrique plus développé à gauche; goître formé aux dépens de l'isthme et du lobe droit.

Diamètres de la tête : tour de la tête 0,57.

M. F. 0,138
M. B. 0,236.
M. O. 0,226.
O. B. 0,126.
O. F. 0,183.
B. P. 0,160.

Janvier 1880 : Attaque de rhumatisme articulaire subaigu, fièvre : même état mental.

Mars 1880 : pneumonie, même état mental.

Avril 1880 : Etat physique meilleur, même état mental.

Mai 1880 : Manie chronique avec accès d'agitation.

1881-82-83 : Même état.

25 décembre 1883. — L'excitation s'accompagne d'incohérence et se manifeste surtout la nuit par des cris et des paroles sans suite. Œdème fréquent à la jambe gauche au niveau des malléoles surtout le soir, il disparaît pendant la nuit. La malade se trouve mieux debout que couchée; lorsqu'elle est au lit, elle est prise d'oppression et n'arrive à se soulager qu'en multipliant les traversins, pas d'ascite; ni sucre, ni albumine dans les urines, pouls petit, fréquent et irrégulier, 23 au quart. Râles secs et humides dans les poumons; sonorité exagérée dans la moitié supérieure; matité aux bases.

OBSERVATION VI

Délire des persécutions. — Lypémanie hypocondriaque. Hallucinations. — Assassinat. — Insuffisance mitrale (Asile de Bron, service de M. le professeur Pierret).

C..., 34 ans, célibataire, géomètre, entré à l'asile le 23 décembre 1883, venant de la prison de Villefranche, où il avait été incarcéré à la suite d'un meurtre commis sur une jeune fille. Il a été l'objet d'une ordonnance de non-lieu à la suite d'un examen médical concluant à l'aliénation mentale.

Antécédents héréditaires : Le père est mort en 1880, à l'âge de 74 ans, la mère, à 64 ans, cette année même au mois de juin. Deux frères : l'un est mort en bas âge, l'autre à l'âge de 42 ans, marié et laissant des enfants. Du côté de la mère, pas de survivants, du côté du père, il se pourrait dit-il qu'il existe encore quelques sœurs. Le malade dit que tous ses parents sont morts de la maladie qui le mine en ce moment.

Antécédents personnels : C... paraît relativement instruit, connaît le théorême du carré de l'hypothénuse, a peu de notions de physique et de chimie, n'a fait ses études qu'avec son père qui était instituteur. Comme géomètre, il a travaillé dans les campagnes d'A..., et au service de plusieurs compagnies. En qualité de sergent des mobiles, il a assisté au siège de Belfort.

Très souvent il était obligé de suspendre son travail pour des douleurs vagues, dans l'estomac, le ventre, la poitrine et la tête. Il ressent ces douleurs et ces indispositions depuis l'année 1876, et dit que ce sont ses ennemis qui lui causent ce mal par des moyens qu'il ne connaît pas.

C..., depuis plusieurs années, était considéré, dans son pays, comme original et fou, mais il ne paraissait dangereux ni pour lui, ni pour la société. Tout à coup, sans que rien ait pu le faire présager, il met en émoi la population d'A..., par un crime horrible, dont voici la relation. Vers six heures du soir, Mme veuve D..., accompagnée de sa fille, sortait de l'église; C.,. les suivit. Ces dames furent d'abord effrayées. Arrivés à cinq mètres environ de l'entrée de leur domicile, C..., qui s'était approché d'elles, sort un revolver de sa poche et en décharge trois coups sur Mlle D..., en visant à la tête. La malheureuse jeune fille tombe sans pousser un cri, la mort avait été instantanée.

Ce meurtre accompli, C,.. dirige son arme sur Mme D... et tire presque à bout portant deux coups de revolver, qui l'atteignent à la cuisse et à l'épaule. Les blessures de Mme D... ne sont pas très graves, sa vie n'est pas en danger; au bruit des détonations, des voisins accourent et transportent la morte et la blessée dans leur domicile.

Après avoir accompli son crime, C... se rend à la gendarmerie, et, s'adressant au brigadier, lui dit : « Arrêtez-moi, je viens de tuer deux femmes. » Le brigadier ne pouvait le croire, et ce n'est que sur l'affirmation de deux enfants, qui, ayant été témoins du crime, accouraient pour prévenir la gendarmerie, qu'il met C... en état d'arrestation.

C... ne manifeste aucun repentir et ne semble éprouver aucune émotion après le meurtre qu'il vient de commettre. Plusieurs personnes de sa connaissance étant allées le voir au poste de sûreté le trouvent en train de manger tranquillement. Comme elles l'interrogeaient sur son horrible action, le meurtrier répond : « Pardon, j'ai la bouche pleine, mais aussitôt que j'aurai mangé, je vous donnerai des explications. » Il leur dit qu'il avait été poussé à ce meurtre par des difficultés de famille, ajoutant qu'il avait demandé aux dames D... d'avoir un entretien avec elles. « Si elles avaient voulu m'entendre, dit-il, j'aurais peut-être été satisfait. Mais j'étais à bout, je ne pouvais pas aller plus loin. »

Ce n'était pas la première fois qu'il attaquait les dames D... Il y a deux ans environ, passant près d'elles, il leur avait jeté de l'acide sulfurique, sans leur faire grand mal. On croit qu'il avait demandé la main de Mlle D.. et qu'il avait été éconduit. Mme D..., rentière, était âgée de 66 ans. Elle vivait seule avec sa fille, âgée de 32 ans, fort jolie et ayant une dot de 30,000 francs.

Interrogé par le Procureur de la République et le juge d'instruction dans la gendarmerie d'A..., C... ne nie pas son crime et n'en montre pas le moindre repentir. Il dit qu'il y a longtemps qu'il voulait faire ce qu'il a fait, qu'il en est bien content, et qu'il s'est fait justice lui-même. Il avait demandé, dit-il, la main de Mlle D... il y a 4 ans, on l'a lui aurait refusée. Il est propriétaire d'une maison où demeurent plusieurs locataires.

Au moment d'être transféré d'A... à la prison de Villefranche, un des camarades de C..., l'interrogeant sur les causes de son crime, il lui répond vaguement, il prétend que les dames D... avaient causé la mort de son père, de sa mère, de sa sœur, en jetant à diverses reprises de la viande empoisonnée dans son jardin, et que Mlle D... s'habillait en homme pour n'être pas reconnue et venait ainsi vêtue chez lui.

Examen détaillé du sujet : C... a la figure intelligente, des rides nombreuses au front et surtout autour des yeux, il paraît plus âgé qu'il n'est réellement, facies cardiaque, la paupière inférieure retombe, on la dirait œdématiée, mais cet œdème n'est qu'apparent. Système capillaire assez développé : les cheveux, la barbe et les sourcils sont grisonnants sur les bords, au niveau des oreilles; il porte la mouche et la moustache. Lobules des oreilles longs et soudés jusqu'à la base. Quelques dents cariées au maxillaire supérieur, les incisives et les canines anticipent les unes sur les autres au maxillaire inférieur. Mains et pieds bien conformés.

Taille	1,68.
Tour de la tête.	0,56.
Longueur de la figure	0,20.
Diam. M. F.	0,14.
M. Breg	0,235.
M. O.	0,245.
Bi Mall	0,11.
Bi pariet	0,16.
Bi-tempo	0,13.

Quelques antécédents alcooliques : préférait le vin à la bière et s'enivrait de loin en loin, surtout lorsqu'il était ennuyé et ne travaillait pas. Nez rouge (couperose), En 1872, a eu un écoulement uréthral, qui a duré 2 mois.

Organes génitaux : Mal conformés, un seul testicule à droite (monorchide) : pénis petit et enfoncé dans l'abdomen, ventre volumineux, adipeux, pas d'ascite ; vergetures sur les cuisses au niveau du pli de l'aine. Le malade fait beaucoup de difficultés pour laisser examiner ses organes génitaux ; on est, pour ainsi dire, obligé d'employer la force.

Il raconte sans qu'on le lui demande et avec beaucoup de froideur les détails de son crime, et dit que ce qu'il avait de plus à cœur, c'est que la jeune fille, Mlle D... savait qu'il avait eu un écoulement et qu'il était mal conformé : « dans son pays, on le traitait de pourri et de fumier. »

Sensibilité et motilité intactes,

Pupilles égales et contractiles,

Paupières : Yeux rouges, ce qui tiendrait, prétend-il, à ce que, ceux qui l'accompagnaient lui ayant parlé de ses parents, les larmes lui seraient venues aux yeux.

Tristesse empreinte sur la figure, ne sourit jamais.

Le 27 décembre 1883 : Le malade se plaint d'oppression, il tousse beaucoup la nuit, bien plus que le jour ; l'oppression et l'essoufflement augmentent lorsqu'il est couché ou lorsqu'il fait un effort quelconque. Douleur s'étendant sur une longueur de 10 cent. au-dessus du mamelon et sur le bord gauche du sternum. Cette douleur il la ressent depuis 1876. Cœur : choc précordial faible. Les battements des artères carotides sont imperceptibles à la vue ; pas de pouls veineux. Pouls des radiales, petit et un peu irrégulier (19 au quart). Le premier bruit de la pointe est mal frappé et un peu soufflant, le souffle ne s'entend que par moments, mais devient très net si l'on fait courir le malade ; le second bruit est bref et net. Faux pas dans le choc précordial.

Poumons : submatité aux bases et des râles surtout à droite. La toux et l'expectoration n'amènent que de simples mucosités blanchâtres et aérées. Céphalalgie surtout le matin ; les opérations intellectuelles sont plus difficiles le matin que le soir.

Pas d'œdème, pas d'ascite ; rien de particulier dans les urines ; la matité du foie et de la rate ne paraît pas exagérée. Le malade dit cependant avoir eu mal à la « ratelle » qu'il nous indique au niveau de la rate.

Nous reproduisons une lettre qu'il écrit à sa belle-sœur : dans cette lettre on peut remarquer, sinon l'exagération, du moins la conservation des sentiments affectifs et une allusion à la mort de ses parents qu'il considère comme causée par une main criminelle.

Ma chère belle-sœur,

J'ai été transféré à l'Asile de Bron depuis hier. Il paraît que c'est pour y être examiné par MM. les médecins de cette maison, du moins d'après ce qu'ont dit ceux qui m'y ont amené. Pour combien de temps y suis-je ? Je ne saurais vous le dire. Je m'y

trouve mieux qu'à Villefranche où j'ai été on ne peut plus enrhumé depuis près d'un mois ; je ne suis pas encore guéri de ce rhume, mais je sens que ça va mieux. (Ici, pour le passage du recto au verso de la feuille, se trouvent les quatre lettres T. S. V. P.). Nous sommes si près du nouvel an que je saisis cette occasion pour vous présenter à vous et à vos enfants mes meilleurs souhaits que je fais pour votre bonheur et votre prospérité à tous. Comme à vous, je voudrais pouvoir encore les adresser à votre mari, mon frère, que nous regrettons tous, ainsi qu'à mes pauvres parents qui sont morts comme mon frère d'une manière si malheureuse.

Hélas ! il faut nous contenter maintenant de leur souvenir et espérer que Dieu a bien voulu leur accorder une vie meilleure.

Quant à vous tous, je désire que Dieu exauce les vœux que je forme pour votre bonheur, afin que vous sentiez moins cruellement la perte que vous avez faite.

Je termine en vous embrassant tous bien affectueusement.

Votre frère et oncle dévoué,

C. . . .

Le malade présente une conception délirante particulière, c'est que tout ce que faisait la jeune fille qu'il a tuée, on le lui a révélé par *analogie et comparaison*. Il explique très bien lui-même ce qu'il faut entendre par ces mots : il venait chez lui des personnes qui lui racontaient les faits et gestes de la jeune fille en changeant simplement les noms ; on lui racontait ce qu'elle avait fait « comme si ç'avait été une autre personne, mais il savait très-bien mettre les noms vrais. »

Le 24 janvier : Idées de persécution ; mélancolie hypocondriaque. Souffle très net à la pointe avec propagation dans l'aisselle.

EXAMEN QUANTITATIF DES URINES

(Dû à M. Lambert, pharmacien en chef de l'Asile)

Le 18	janvier	1884	2 lit. 25.
19	—	—	2 — 33.
20	—	—	2 — 50.
21	—	—	2 — 60.
22	—	—	2 — 50.
23	—	—	2 — 73.

Examen qualitatif de 2 k. 470 d'urine émise pendant 24 heures : densité 1,012.

Ce liquide est parfaitement limpide, il n'a laissé déposer aucun sédiment ; sa couleur est d'un jaune clair, sa réaction est acide : ne renferme ni sucre, ni albumine.

Il contient par litre 6 gr. 25 d'urée, soit 15 gr. 25 par 24 heures.

Acide phosphorique 0 gr. 96, soit 2 gr. 34 par 24 h.

En résumé, cette urine contient une quantité considérable d'eau, presque le double de la proportion normale, une quantité très faible d'urée et une quantité médiocre de phosphate.

OBSERVATION VII

Rétrécissement et insuffisance de l'orifice mitral. — Insuffisance aortique. — Excitation, fureur. — Tentative de suicide. — (Service de M. le professeur Soulier) publiée dans *Lyon-Médical*, par M. Leclerc, interne.

L. A..., 20 ans, domestique, entré à l'Hôtel-Dieu, dans la salle Saint-Bruno, lit n° 1, dans le service du professeur Soulier, le 25 mai 1883, pour y mourir le 25 juin. Il a eu deux attaques de rhumatisme articulaire aigu, dont la dernière date de six moix.

Il n'est pas alcoolique et n'a jamais, au dire de sa femme, présenté de signes d'aliénation mentale.

Il entre à l'hôpital pour une affection cardiaque. L'auscultation révèle les signes d'un rétrécissement avec insuffisance de l'orifice mitral et ceux d'une insuffisance aortique.

Outre le cortège ordinaire des symptômes de toutes les cardiopathies, à la période asystolique, anasarque, œdème pulmonaire, congestion avec augmentation du volume du foie, petitesse et irrégularité du pouls, symptômes que je ne fais que signaler ; le malade présentait en outre un léger nuage d'albumine et un tympanisme intestinal assez prononcé avec une ascite insignifiante. Il était apyrétique, mais ce qui dominait la situation, c'est un état cérébral bizarre et certains troubles mentaux qui, bien que signalés dans les auteurs, ne se présentent peut-être que rarement avec autant d'intensité.

Signalons d'abord une anxiété très prononcée qui faisait que le malade était toujours inquiet. Le 13 juin, un état nostalgique considérable s'empare de lui : il veut partir, il pleure et demande ses parents. De plus, il est d'une loquacité extrême, parlant seul, interpellant à tout instant les sœurs ou le personnel médical du service pour leur répéter sans cesse la même chose.

Cet état fait place le 24 juin, à un délire furieux, le malade nous accuse de vouloir l'empoisonner ; il se répand en invectives sur tout le monde ; il quitte son lit et avec son couteau de poche se fait de nombreuses scarifications assez profondes, principalement sur la verge et les bourses tuméfiées par l'œdème. On applique la camisole de force et on donne 2 grammes de chloral. La base du traitement précédent avait consisté en infusions de digitale et en teinture de muguet.

Le 25, le malade meurt subitement, sans agonie.

Y aurait-il une relation entre ces troubles psychiques et certaines altérations valvulaires un peu particulières constatées à l'autopsie? Disons d'abord que l'idée d'une endocardite ulcéreuse nous étant venue, nous avons examiné avec le plus grand soin le cerveau, le foie, les reins et la rate, qui ne nous ont présenté aucun infarctus, ni aucune trace d'oblitération artérielle. Le cerveau n'offrait, en outre, ni épaississement des méninges, ni opalescence, ni surabondance de liquide dans les ventricules.

Le cœur pèse 620 grammes. Pas de traces de péricardite sèche ou liquide. L'orifice mitral n'admet qu'un doigt. Tout le bord libre de ses deux valvules est parsemé de petites granulations, séparées par de légères échancrures, ce qui lui donne un aspect crénelé et ulcéré. Pas d'induration bien prononcée. Teinte jaune chamois de l'endocarde de l'oreillette gauche.

Ni l'orifice aortique, ni la surface interne de l'aorte ne présentent de plaques athéromateuses. Mais le bord libre des trois valvules sigmoïdes offre les mêmes végétations, le même aspect ulcéré et crénelé que les valvules mitrales. De plus, toutes les trois sont parsemées de petits pertuis, au nombre de 6 à 10 sur chaque valvule et dont les plus grands admettent le bout d'une allumette. Ils sont en général ovales, et le pourtour de leurs bords est lisse. Plusieurs sont séparés les uns des autres par des mailles de tissu valvulaire, dont l'ensemble constitue avec le pertuis un élégant treillis.

OBSERVATION VIII

Insuffisance mitrale. — Troubles cérébraux. — Délire. — Autopsie.
(Th. Limbo.)

La nommée Belleville (Geneviève), âgée de 81 ans, est entrée une première fois, le 17 février 1874, au service de M. Auguste Ollivier, hospice des Incurables, à Jury-sur-Seine, salle Sainte-Geneviève.

Antécédents : Cette malade, menstruée à l'âge de 16 ans, a vu ses règles disparaître à un âge assez avancé, dit-elle, mais qu'elle ne peut préciser. Jusqu'alors, elle avait toujours été bien réglée. Elle affirme n'avoir jamais eu d'enfants ; elle n'a jamais fait de maladies aiguës, nerveuses, rhumatismales ou autres. Elle est sourde depuis 30 ans environ ; cette surdité, qui a d'abord commencé du côté gauche, est aujourd'hui complète des deux côtés. La malade a toujours manifesté un caractère irritable ; elle *s'emportait facilement*, mais ne présentait aucun trouble intellectuel et ne divaguait pas.

Depuis 18 mois qu'elle est à l'hôpital, elle se plaint de dyspnée. Elle raconte qu'à la suite d'une chute, elle eut des *palpitations cardiaques* ; jusqu'alors, elle n'avait rien éprouvé du côté du cœur et n'avait jamais eu d'œdème. Cette chute eut lieu il y a environ six mois et la malade rapporte à cette date le début de ses accidents.

Etat actuel. — La dyspnée est assez intense. Au moindre mouvement, la malade est essoufflée et accuse des palpitations. A la percussion, on constate une légère augmentation de la matité précordiale. La palpation révèle un abaissement de la pointe du cœur qui bat entre le sixième et le septième espace intercostal. A l'auscultation, les battements du cœur paraissent irréguliers et il est difficile de distinguer le moment où se produisent les bruits anormaux; on entend cependant un *bruit de souffle à la pointe*. Le pouls est petit, fréquent, irrégulier; les artères sont indurées et athéromateuses.

Il n'y a pas d'ascite, pas d'œdème des jambes ni de la face.

A l'auscultation de la poitrine, on constate quelques râles sous-crépitants disséminés. Il n'existe pas de troubles digestifs; pas de diarrhée. Le foie est légèrement augmenté de volume. Il n'y a ni sucre ni albumine dans les urines.

La malade est très irritable ; le 1er mars, la diarrhée se déclare et dure cinq jours. Les selles sont très liquides.

Le 5, la diarrhée disparaît, mais nous constatons de *l'œdème dans les membres inférieurs*, surtout au niveau des malléoles.

Le lendemain, la malade se plaint d'une petite excoriation qui siège au sacrum. Dans le courant de la journée elle est prise tout à coup d'*un accès de délire ;* elle entre en fureur et veut sortir de l'hôpital ; on est obligé de lui mettre la camisole de force. Son visage est injecté ; la température reste néanmoins à 37°. L'agitation persiste toute la soirée ; mais, le lendemain matin, le calme reparaît.

Prescription. — Potion avec teinture de *digitale et vin diurétique*.

Les jours suivants, l'œdème persiste et la malade est toujours très irritable. Le 14, l'œdème diminue ; mais il survient un nouvel accès de délire : la malade ne veut pas répondre aux questions qu'on lui adresse; elle fait des efforts pour quitter son lit et on est obligé de lui mettre de nouveau la camisole de force. Cet état persiste les jours suivants, jusqu'au 26 mars, époque à laquelle se produit une légère amélioration, avec diminution plus considérable de l'œdème malléolaire. On enlève alors la camisole.

Le 1er avril, l'amélioration est à peu près complète, il n'y a pas d'œdème ; l'intelligence et le calme ont reparu. La malade quitte nos salles.

Nous la voyons entrer de nouveau, plusieurs jours après, 20 avril, et meurt le 12 mai, avec tous les symptômes de l'asystolie.

Autopsie. — Nous relevons ce qui a trait aux altérations du cœur : le cœur pèse 500 grammes. Il est hypertrophié. Les oreillettes sont notablement dilatées ; le cœur gauche et surtout l'oreillette gauche présentent leur maximum de dilatation. La *valvule mitrale est insuffisante ;* les valves sont déchiquetées, indivises sur les bords ; les cordages tendineux sont épaissis et adhérents aux parois ventriculaires. Il existe en outre une insuffisance de la valvule tricuspide. Il n'y a pas insuffisance aortique. Les artères sont légèrement athéromateuses. Dans les auricules on observe des caillots anciens qui sont plus solidement intriqués dans les cordages tendineux.

OBSERVATION IX

Insuffisance mitrale. — Asystolie. — Troubles cérébraux. — Délire.
(Th. Limbo.)

Joséphine, âgée de 53 ans, blanchisseuse, entre le 17 octobre 1877, dans le service de M. Hardy, salle Sainte-Anne, lit n° 89. Elle se plaint de palpitations.

Mariée à l'âge de 32 ans, elle n'a jamais eu d'enfants. Elle a cessé d'avoir ses règles à l'âge de 45 ans et la ménopause n'a été accompagnée d'aucun accident. Depuis cette époque, elle s'enrhumait facilement et toussait beaucoup ; lorsqu'en juillet 1873, elle fut prise de *douleurs articulaires*. Ces douleurs envahirent plusieurs articulations, et la malade fut obligée de garder le lit pendant près d'un mois. Pendant cette attaque, il n'y eut aucun phénomène cérébral manifeste, et après sa guérison, il ne survit aucun trouble encéphalique, mais la malade toussait toujours. Depuis cette époque, les douleurs revinrent à plusieurs reprises, mais avec une intensité moindre que la première fois. Vers la fin de novembre 1875, les jambes commencèrent à enfler ; en même temps qu'apparut l'œdème, se produirent de violentes *palpitations*, accompagnées de douleurs lombaires. La malade fut soignée chez elle pendant quelque temps, elle ne peut dire le traitement qui lui a été imposé ; enfin, son état s'aggravant, elle entre à l'hôpital.

Cette malade se présente dans l'état suivant : c'est une femme vigoureusement constituée. La face et les extrémités sont œdématiées, et l'on remarque sur les deux jambes un érythème rouge vif. Les veines de la peau sont très apparentes, la face est d'une pâleur jaunâtre, les pommettes ont néanmoins une légère teinte cyanosée. Le cœur a des contractions faibles ; on n'observe rien de particulier à la base, mais à la *pointe et au premier temps, souffle* très manifeste. La percussion révèle une légère *hypertrophie*. Le pouls est petit, irrégulier, dépressible ; les veines du cou sont dilatées, les artères ne sont pas athéromateuses. Dans les poumons congestion intense à la base ; la respiration est courte, difficile ; la malade est oppressée.

Les fonctions digestives sont altérées, l'appétit est nul ; la malade a eu la diarrhée les jours précédents. La position déclive de la tête ne peut être tolérée. Il n'y a point d'albumine dans les urines.

Le 14, la malade se plaint de ne pouvoir dormir la nuit. Elle est sujette aux *cauchemars*, se réveille souvent en sursaut, et, d'après le renseignement de ses voisines, *se met à parler quelquefois toute seule* dans son lit ; de plus, elle a des mouvements d'impatience, après lesquels elle garde un complet silence et ne veut plus répondre aux questions qu'on lui adresse.

Potion au *chloral, digitale.*

Le 16, l'enflure aux jambes augmente, la malade est plongée dans l'assoupissement ; toute la nuit elle a eu des rêvasseries *pendant lesquelles elle a déliré :* elle se plaint d'y voir trouble et de ne pouvoir discerner les objets ; l'ouïe paraît un peu affaiblie. La force musculaire est un peu diminuée du côté gauche. La malade bredouille, s'exprime difficilement et cherche les mots qu'elle doit employer. L'oppression augmente ; le visage est cyanosé.

L'examen ophtalmoscopique révèle une grande dilatation des veines rétiniennes de l'œil droit, avec exsudation blanchâtre autour de la pupille. La macula est en partie recouverte par une tache satinée. Au niveau de l'équateur de l'œil, la malade regardant fortement en bas et en dehors, on observe un petit sablé hémorrhagique qui semble correspondre à l'extrémité d'une veine rétinienne.

Le 28, la malade a eu un sommeil agité ; elle a voulu quitter son lit sous prétexte qu'un *rat lui mordait* les pieds. La congestion pulmonaire a fait des progrès rapides et l'oppression augmente. Le visage exprime la fatigue, l'abattement et l'indifférence. La digitale a été supprimée il y a trois jours. L'ascite est survenue et accompagne l'œdème des membres inférieurs. La matité du foie s'est augmentée. Les bruits du cœur sont tumultueux ; au cou, on observe le pouls veineux ; les urines sont rares mais ne contiennent pas d'albumine. Céphalalgie intense, obnubilation de la vue, somnolence, puis coma. La malade succombe dans la nuit du 30, à la suite d'un accès d'orthopnée.

Autopsie. — Cavité cranienne : les méninges sont

rouges, injectées, mais n'adhèrent pas à la pulpe cérébrale. On trouve un peu de sérosité dans les ventricules; pas de traces de ramollissement ni d'hémorrhagie. Les poumons sont vivement congestionnés et très œdématiés; la membrane muqueuse des bronches est très épaissie.

Le cœur est volumineux; cette hypertrophie, plutôt apparente, est due surtout à la dilatation du ventricule droit. Pas d'adhérence du péricarde, pas d'épanchement dans sa cavité; quelques plaques laiteuses à la surface des ventricules. Les valvules sigmoïdes sont saines; l'orifice mitral est dilaté, ce qui rend la valvule insuffisante. Les artères sont saines. Reins normaux. Foie augmenté de volume; à la coupe, il a l'aspect du foie muscade.

OBSERVATION X

Rétrécissement et Insuffisance aortique. — Lypémanie avec accès de mégalomanie. — Hallucinations. (Asile de Bron, service de M. le professeur Pierret.)

P., 55 ans, blanchisseuse, veuve, illettrée. Le père, alcoolique, n'avait pas toute sa raison. P..... a eu 11 enfants, s'est toujours bien portée : depuis un an elle boit un peu. Cette femme mariée à un homme peu laborieux a eu à supporter toutes les charges du ménage; c'est elle qui a élevé ses enfants. Son mari est mort il y a 6 ans, après 7 ans de maladie, peut-être d'une affection médullaire ? A la mort de son mari elle eut un grand chagrin et passa une nuit au cimetière sur la tombe de ce dernier, où elle vit de beaux messieurs apporter de belles couronnes. Depuis, sa raison n'a jamais été bien nette.

C'est vers le mois de mars 1882 qu'apparurent des

signes plus accusés d'aliénation : elle voulait aller se promener sur l'eau, se disait jeune, n'avait pas 20 ans, ne croyait pas avoir d'enfants et voulait se marier. Puis elle a laissé ses projets de mariage et s'est mise à parler d'un frère absent depuis longtemps et qu'elle suppose être en Amérique. Il doit être très riche, c'est un héritage en perspective. De plus, elle a la manie du vol ; depuis 2 ou 3 mois elle prend en cachette tout ce qu'elle peut, un pain chez le boulanger, elle boit un bock à la brasserie et prie le garçon de passer à son bureau. Elle a bu des œufs de canaris chez sa belle-fille ; prenait dans la bouche même de ses petits-enfants, des raisins et autres fruits qu'elle mangeait. Il y a trois semaines, elle a quitté le domicile de ses enfants et a été retrouvée 5 jours après, toute nue au milieu de la pluie, dans une localité voisine.

Entrée à l'Asile de Bron, dans le service de M. le professeur Pierret, le 6 juillet 1882.

Au moment de l'admission, elle se plaint de quelques maux de tête, se croit riche, elle a 40,000 fr. d'avance qu'elle ne pourra jamais dépenser complètement, du reste elle est bien digne de la fortune. Excellente blanchisseuse, elle travaille pour de bonnes familles et partout où elle passe on l'a comblé de présents. La nuit, elle entend des voix et crie qu'elle voit venir des voleurs. Perte de la mémoire, elle ne reconnaît pas ses enfants, elle n'en sait pas le nombre. Appétit exagéré, véritable gloutonnerie. Evacuations involontaires, surtout lorsqu'on l'irrite, disent ses enfants. Force musculaire diminuée, sensibilité obtuse. Les sentiments affectifs ont complètement disparu. Varices à la jambe droite, à la jambe gauche, gonflement périmalléolaire ; ulcération au niveau du talon, douleur presternale, le cœur est hypertrophié ; palpitations. A l'auscultation : souffle aux deux temps et à la base ; léger souffle systolique à la pointe. Pouls un peu bondissant, 23 au quart. Aux poumons : légère matité aux bases et râles sous-crépitants disséminés.

La malade a un facies intelligent : figure allongée, un peu amaigrie, rides nombreuses. Taille 1m 62.

Diamètres de la tête.

M. O.	0.22
M. F.	0.12
M. breg.	0.21
Bi par	0.14
Bi temp.	0.13
Bi Mall.	0.11
O. F.	0.17

Longueur de la figure 0.17.

Les doigts et les pieds n'offrent rien de particulier.

Quelque temps après son admission, le 11 octobre 1882, la malade a des vomissements, de l'oppression, puis un véritable accès d'asystolie. Envoyée à l'infirmerie, elle se tient assise sur son lit, l'oppression et la dyspnée augmente lorsqu'elle se couche ; les grosses artères du cou battent avec force. Le choc précordial se perçoit très bas ; les contractions cardiaques sont très énergiques, brusques, appréciables à la vue aussi bien qu'au toucher ; souffle à la base se prolongeant aux deux temps. Celui du deuxième temps est très nettement appréciable ; souffle systolique et à la pointe. Œdème au niveau des malléoles, pas d'acite. Au sphygmographe tracé de l'insuffisance aortique. Quelques râles dans les poumons surtout vers les bases. Matité normale au foie. Ni sucre, ni albumine dans les urines. Potion avec teinture de digitale,

14 décembre 1883 : pouls 25 au quart, un peu bondissant double bruit de souffle à la base. L'œdème des malléoles n'existe plus, la malade reste d'ailleurs presque constamment couchée. Aux poumons quelques râles sous-crépitants aux bases ; la malade tousse, mais n'expectore pas. Il est impossible de la faire causer et d'obtenir des renseignements certains. Interrogée sur le lieu de sa naissance, sur ses enfants, sa famille, etc., elle ne répond pas un mot de vrai ; elle dit qu'elle n'a point d'enfants, qu'elle est seule au monde ; paraît se complaire à mentir.

16 décembre 1883 : même état.

Actuellement la malade est tranquille, elle mange bien et dort bien, mais ne parle ni de sa famille ni de ses enfants. Elle paraît vivre en dehors de toute préoccupation ; les sentiments affectifs ont complètement disparu.

OBSERVATION XI

Rétrécissement et insuffisance aortiques. — Hystérie. — Succès de la digitale (Armaingaud).

Homme âgé de 34 ans, d'un tempérament lymphatico-nerveux, il a toujours été très impressionnable. Deux attaques de rhumatisme antérieures.

Cœur : double bruit de souffle au premier temps, l'un à la base et dans le foyer des bruits aortiques, très rude, mais un peu voilé, l'autre à la pointe, se prolongeant un peu après le premier temps. Pouls petit, faible, irrégulier. Oppression et palpitations fréquentes. Mais peu de signes d'asystolie, donc rétrécissement aortique et insuffisance mitrale.

S'étant traité et amélioré par une hygiène convenable, cet homme se marie. Il était dans un état assez satisfaisant, lorsque, ayant commis l'imprudence de reprendre la vie de débauche et d'excès qu'il avait menée pendant sa jeunesse, passant en soirées et dans les bals une grande partie de ses nuits, les palpitations et l'oppression le reprennent.

Les symptômes d'anémie cérébrale sont très accusés : vertige et sensation de vide dans la tête ; dès qu'il est debout pendant plus de dix minutes, impossibilité de se livrer à un travail cérébral, même très léger, sans éprouver des éblouissements; sentiment de bien-être relatif, dès qu'il garde la position horizontale. Affaiblissement très notable de la mémoire, de temps en temps même, un peu d'aphasie très passagère.

Le 7 février, attaque de nerfs, qui dure de un quart d'heure à vingt minutes. X..., qui était impressionnable au plus haut degré, apprend, par une lettre, un revers de fortune ; immédiatement, il se laisse tomber dans un fauteuil, en proie à des convulsions cloniques des quatre membres, mais sans perte de connaissance, sans écume à la bouche, sans cyanose à la face. Des sanglots suivis de larmes abondantes terminent la crise.

Ces accès se renouvellent deux à trois fois par semaine pendant deux mois.

Dans l'intervalle des accès, les symptômes de nervosisme antérieur, l'irritabilité de caractère, la mobilité des déterminations, les changements brusques et non motivés d'humeur, se sont accentués d'avantage.

Sous l'influence d'injections hypodermiques, de *morphine*, les accès disparurent. La surexcitation disparaît aussi peu à peu, parallèlement avec les symptômes d'anémie cérébrale (ce qui est à noter). Plus de vertiges, plus d'éblouissements, même à la suite d'une station verticale prolongée. Plus grande facilité de travail intellectuel. Retour progressif de la mémoire un peu affaiblie.

OBSERVATION XII

Rétrécissement aortique et insuffisance mitrale. — Hystérie (Armaingaud).

Homme, âgé de 45 ans, tempérament lymphatico-nerveux. Passage brusque d'une vie très active à une vie sédentaire, par abandon de sa fonction de capitaine de navire. Alors surviennent des modifications dans le caractère.

En 1872, premier rhumatisme, sans lésions cardiaques persistantes. En 1875, deuxième attaque de rhumatisme, d'une durée de cinq semaines, ayant provoqué une endocardite qui a laissé des lésions organiques du cœur.

Cœur : Double bruit de souffle à la base, au foyer aortique, le premier rude et rapeux, le second plus doux et moins intense, se propageant de haut en bas, le long du sternum, indiquant l'existence d'un rétrécissement aortique avec insuffisance. Pas traces d'atherome sur les artères explorables. Peu à peu s'est développée une hypertrophie considérable du cœur.

Cet homme est d'une impressionnabilité exagérée, la moindre émotion le désoriente complètement. Son caractère est non seulement très irritable, mais variable, capricieux, fantasque comme celui d'une femme hystérique, d'une heure à l'autre, il passe, sans motif, de la joie à la tristesse, et de la vivacité la plus ardente à l'apathie la plus complète. Il y a fréquemment de la céphalalgie.

En janvier 1875, première attaque d'hystérie à la suite d'une conversation portant sur un sujet triste : douleur constrictive à l'épigastre avec sensation de boule ascendante suivie d'une constriction encore plus violente à la gorge. Puis, sans perdre connaissance, une sorte de défaillance l'oblige à s'étendre ; les quatre membres sont alors pris de mouvements convulsifs d'une durée de quelques minutes, bientôt suivis de pleurs abondants et de l'émission d'une certaine quantité d'urine très claire. Il n'y a eu, à la suite de la crise, ni stupeur, ni hébétude, ni perte de la mémoire.

De nouvelles crises se produisent, il y en a sept à huit par semaine. Elles ne surviennent jamais pendant la nuit, ne s'accompagnent ni d'écume à la bouche, ni de perte absolue de connaissance.

Ce qui est à noter : les accès ne le prennent jamais qu'à la suite d'une station verticale prolongée ; il éprouve alors de légers vertiges, bientôt suivis de la sensation de boule ascendante et de tous les autres symptômes de l'attaque hystérique. De même, il lui est presque impossible de se livrer à un travail intellectuel dans la station verticale, sans éprouver un léger vertige et surtout un affaiblissement de la mémoire. Dès qu'il s'étend sur un canapé ou sur un lit, alors le travail intellectuel et la lecture lui deviennent relativement faciles.

L'irritabilité de son humeur et sa tendance à tout envisager sous le plus mauvais jour, survenaient surtout lorsqu'il était resté plus longtemps debout que d'habitude.

Le 3 juin, rupture de la compensation. Le pouls jusque-là normal, devient faible, irrégulier, intermittent. Un peu d'œdème malléolaire. La *digitale* fit cesser cette attaque d'asystolie, et de plus, sous son influence, aucune attaque convulsive ne se montra pendant cinq semaines. La digitale étant supprimée, deux accès convulsifs se montrent à la suite d'une ascension trop rapide d'escaliers. Reprise de la digitale et le même exercice ne provoque plus d'accès. La digitale a probablement agi en tonifiant le cœur et en augmentant la pression sanguine dans le système circulatoire cérébral (1).

(1) Relations pathogéniques entre les maladies du cœur et l'hystérie chez l'homme (*Mémoire de la Société de médecine et de chirurgie de Bordeaux*, 1878). Deux observations, l'une guérie par la digitale, l'autre, par le traitement opiacé.

OBSERVATION XIII

Insuffisance aortique et rétrécissement mitral. — Mélancolie. (Th. Limbo).

Mlle X..., ouvrière, âgée de 23 ans, a éprouvé à l'âge de 19 ans une attaque de rhumatisme polyarticulaire aigu, qui n'a été accompagnée d'aucune complication cérébrale. Cette attaque a duré 20 à 25 jours, pendant lesquels la malade a gardé le lit.

Mlle X... vit avec sa mère ; celle-ci nous déclare que sa fille a toujours été bien réglée et n'a jamais eu de troubles nerveux avant l'âge de 21 ans ; elle a toujours fait preuve d'un excellent caractère, se montrant douce obéissante, dévouée. Elle a reçu une bonne instruction jusqu'au jour où des revers de fortune ont forcé ses parents à la faire rentrer dans un magasin de modes.

Il n'y a jamais eu d'aliénés dans la famille ; le père est mort d'une « *hypertrophie du cœur* », la mère est bien portante.

Depuis deux ans, sans aucune cause morale appréciable, Mlle X... est tombée à plusieurs reprises dans un état de tristesse et de mélancolie qui a duré chaque fois de cinq à huit jours, pendant lesquels la malade refuse de se rendre à son travail. Elle demeure alors toute la journée dans sa chambre, assise dans un coin, les yeux fixés et tournés vers la terre, dans un mutisme complet, refusant souvent de prendre aucune nourriture et paraissant étrangère à tout ce qui l'entoure.

Dans l'intervalle de ces accès, Mlle X... accuse parfois une grande oppression et des palpitations de cœur.

Le 23 octobre nous trouvons Mlle X... plongée de

nouveau dans son état de mélancolie. Depuis deux jours elle a abandonné son travail. Elle est assise dans son lit le teint pâle, les yeux ouverts et fixés avec hébétude sur ses draps. Le visage exprime l'indifférence la plus complète. Nous lui adressons plusieurs questions qu'elle ne paraît point entendre ; nous élevons la voix en répétant les mêmes questions, la malade garde un silence obstiné et nous tourne le dos. Nous réussissons néanmoins à la faire se coucher, nous lui découvrons les jambes et à la pression nous constatons un peu d'œdème autour des malléoles.

A l'auscultation on trouve un bruit de *souffle très rude au 2e temps et à la base ;* vers la pointe le même souffle se prolonge en un grondement sourd ; le premier claquement est faible. Les mouvements du cœur sont tumultueux, parfois irréguliers. La pointe bat dans le 6e espace intercostal, à trois centimètres en dehors du mamelon.

A l'auscultation des poumons, on constate des râles muqueux à la base. La malade tousse, mais ne crache point. Il n'y a pas de fièvre.

Les urines sont normales. *Vésicatoires. Injection de morphine. Bromure de potassium.*

Le 24 nous observons un mieux sensible. La malade a dormi toute la nuit, elle mange un peu plus et tousse beaucoup moins. Elle se plaint de souffrir de la tête.

Le 3 décembre, la malade part avec sa mère pour Lyon, où elle est soumise à un traitement par *la digitale.*

On nous a appris depuis que l'œdème fait des progrès et que les accès de suffocation sont devenus plus intenses.

La *mélancolie n'a pas reparu,* mais la *céphalalgie persiste et la malade ne dort pas.*

OBSERVATION XIV

Troubles psychiques. — Hallucinations dans un cas d'insuffisance tricuspide. (Par Duplaix, interne des hôpitaux). (Encéphale, 1882, page 286). — Autopsie.

La nommée Girard (Marie), âgée de 45 ans, porteuse de pain, entre le 8 mars 1880, salle Monneret, n° 24, dans le service de M. le Dr Damaschino, à l'hôpital Laënnec, et donne les renseignements suivants :

Elle n'est plus réglée depuis 3 mois, elle a eu quatre enfants et à l'âge de 20 ans elle a été atteinte d'un rhumatisme articulaire aigu, pour lequel elle a été alitée plusieurs mois.

Dans le courant du mois de janvier 1880, elle a été prise d'une bronchite assez intense, et au mois de février de la même année elle éprouva de fortes douleurs dans le ventre en même temps qu'un œdème considérable envahissait les jambes, les cuisses et les parois abdominales. Il survint alors des palpitations, des étouffements qui devenaient très intenses surtout la nuit, et qui, sous l'influence du repos et des diurétiques, diminuèrent, mais sans cesser complètement.

Entrée pour ces accidents à l'hôpital, elle présentait tous les symptômes de l'asystolie ; on constatait également la présence d'une ascite énorme accompagnant l'œdème des membres inférieurs et un œdème pulmonaire assez intense. L'urine était peu abondante, non albumineuse et, sous l'influence du traitement par *la digitale*, elle augmentait tous les jours de quantité en même temps que l'infiltration des membres et l'ascite diminuaient progressivement.

Le foie présentait à cette époque un volume notable, la matité au niveau de l'hypocondre droit était considérable, et à la palpation on sentait cet organe débordant les fausses côtes de plusieurs travers de doigt ; de plus, la main appliquée sur la région percevait très nettement des battements très forts et très caractéristiques. Ces battements hépatiques, de même que la présence d'un pouls veineux de la veine jugulaire, sont sous la dépendance d'une *lésion cardiaque* reconnue à l'examen du cœur.

Le cœur, en effet, qui est augmenté de volume et dont la pointe bat dans le sixième espace intercostal, présente au foyer d'auscultation de l'orifice tricuspide vers l'appendice xyphoïde, un souffle d'une rudesse et d'une intensité considérables : ce souffle existe au premier temps et dénote par conséquent une *insuffisance tricuspide*. A la *pointe il existe aussi un souffle en jet de vapeur qui se propage vers l'aisselle. A la base il n'existe rien d'anormal.*

La malade, depuis son entrée à l'hôpital, jusqu'au mois de février 1882, a présenté constamment les mêmes troubles circulatoires et les diurétiques (lait, digitale), étaient de temps en temps employés chaque fois que des accidents asystoliques se présentaient.

Dans le cours de ces deux années, elle a été atteinte de pleurésie droite ; celle-ci a été légère et a disparu sous l'influence de quelques vésicatoires. Enfin, il y a six mois seulement, elle a été prise de métrorrhagies abondantes, qui se sont répétées pendant trois mois avec une grande intensité. Ces pertes utérines présentaient les caractères de celles que produit le carcinome de l'utérus ; du reste, le toucher permet de constater la présence d'un épithélioma du col. Depuis deux mois les pertes ont complètement cessé. Enfin, l'an dernier, elle présenta pendant plusieurs jours des troubles psychiques caractérisés par des *hallucinations de la vue et de l'ouïe* ; ces accidents que l'on pensa causés par la digitale, disparurent au bout de quelques jours et ne se reproduisirent pas.

Au commencement de l'année 1882, la malade présente toujours les mêmes phénomènes cardiaques, caractérisés par une insuffisance tricuspide, avec battements hépatiques et pouls veineux, et par une *insuffisance mitrale avec rétrécissement de cet orifice*. On trouve encore chez elle de l'œdème pulmonaire, de l'ascite, de l'œdème des jambes et un épithélioma du col, mais plus d'hémorrhagies utérines. Le foie est considérablement augmenté de volume, il déborde les fausses côtes de 5 à 6 travers de doigt. Les urines sont assez abondantes, sans albumine, mais la malade est toujours soumise au *régime lacté* pour parer aux accidents asystoliques qui sont toujours imminents. Le pouls est petit, irrégulier, inégal, il présente aussi des intermittences et ces modifications du pouls correspondent à des modifications semblables du côté du cœur.

Dans les derniers jours du mois de février, la malade présente de l'agitation pendant la nuit, elle a une insomnie absolue et ne fait que parler. Elle a des *hallucinations de la vue et de l'ouïe* ; c'est ainsi qu'il lui semble voir un boulanger qui la poursuit et veut la faire mettre en prison, et qu'elle entend des voix qui lui parlent, et lui disent des injures auxquelles elle répond. Le jour venu, elle demande à quitter l'hôpital pour échapper aux poursuites de la personne qui la persécute ; elle conserve comme pendant la nuit les mêmes hallucinations, elle ne cesse de parler, d'injurier son persécuteur qui rôde constamment autour d'elle, et de répondre aux voix qu'il lui semble entendre. (Ces accidents ne peuvent être mis sur le compte de la digitale, la malade n'en prend pas depuis longtemps).

Jusqu'au 4 mars, les mêmes troubles psychiques persistent ; mais, ce jour là, elle accuse ses voisines et les personnes de l'hôpital, chargées du soin des malades, de la persécuter et de s'entendre avec le boulanger qui ne cesse de la menacer et qu'elle voit constamment autour d'elle.

Le 7 mars, la malade nous dit qu'on l'accuse d'avoir fait plusieurs fausses-couches, et que le boulanger et ses voisines ne cessent de la calomnier en lui donnant les noms les plus orduriers. Le bavardage est constant; à chaque instant elle se met à invectiver les personnes imaginaires qu'elle voit autour d'elle. Les jours suivants n'amènent aucun changement dans l'état mental ; elle continue à dire qu'on l'accuse de faire des fausses-couches et d'être une voleuse, car bientôt on l'accuse d'avoir pris 300 francs au chef de service.

Jusqu'au jour de sa mort, les mêmes hallucinations de la vue et de l'ouïe ont lieu sans être modifiées ; la malade s'est, jusqu'au dernier moment, crue poursuivie et *persécutée par des êtres imaginaires* qu'elle voyait dans son délire.

Pendant tout ce temps aucune modification appréciable du côté du cœur et des autres organes, mais la faiblesse devient toujours plus grande en même temps que l'ascite et l'œdème pulmonaire s'accusent de plus en plus. Enfin, le 11 avril, la malade succombe avec tous les symptômes d'une asystolie.

Autopsie.

On remarque que les veines du cuir chevelu sont considérablement dilatées et remplies par un sang noir. Les os du crâne sont très épais, et après l'excision de la dure-mère crânienne, on aperçoit une infiltration gélatiniforme de couleur rosée dans le tissu cellulaire sous-arachnoïdien ; cette infiltration occupe toute la superficie du cerveau aussi bien la base que la convexité ; mais elle est plus nette et plus uniforme en ce point qu'à la base du cerveau. Les vaisseaux de la pie-mère sont également le siège d'une dilatation considérable et sont gorgés de sang. On enlève facilement la pie-mère qui ne présente pas la moindre trace d'adhérence avec le tissu de l'encéphale et on peut alors voir que la substance cérébrale est absolument saine ; à la surface aussi bien que profondément, la substance nerveuse est normale et présente sa coloration habituelle ; nulle part d'injection vasculaire ni de lésions appréciables.

Le poids total du cerveau est de 1350 grammes.

Celui de l'hémysphère		gauche	595	—
—	—	droit	590	—
—	—	du cervelet	165	—

La moëlle présente une forte congestion à sa périphérie, surtout dans l'épaisseur de la pie-mère ; dans son épaisseur il n'y a rien d'anormal.

La cavité péritonéale est remplie de liquide citrin et la veine cave inférieure se présente avec un calibre beaucoup plus considérable qu'à l'état normal ; elle est remplie de caillots cruoriques. Même dilatation de la veine cave supérieure.

Le foie est énorme, sa surface est irrégulière, granuleuse et parsemée de plaques blanchâtres dues à la périhépatite. A la coupe il crie sous le scalpel et ne se laisse pas pénétrer par le doigt. Son poids est de 2.278 grammes. Sur des coupes on remarque une dilatation considérable des veines sus-hépatiques.

La rate est dure, scléreuse et augmentée de volume, il y a aussi de la périsplénite.

Le cœur est énorme et surchargé de graisse. Le ventricule droit est surtout considérablement développé et forme les trois quarts de la face antérieure de l'organe. Mais les parois en sont molles, flasques et peu épaisses.

On constate au niveau de *la valvule tricuspide* des altérations des valves et des piliers dues à une endocardite ancienne ; les valves sont rétractées, irrégulières, épaissies et ne sont pas suffisantes ; elles laissent le liquide passer du ventricule dans l'oreillette, qui est elle-même notablement dilatée, de même que l'auricule.

Les valvules de l'artère pulmonaire sont saines. Dans le cœur gauche qui est aussi hypertrophié, mais pas notablement, on constate des lésions à l'orifice mitral qui ont déterminé un rétrécissement avec insuffisance de l'orifice. Il y a là un véritable entonnoir fibreux, irrégulier et à parois rugueuses qui donnent lieu à un rétrécissement en même temps qu'à une insuffisance de cet orifice. L'orifice aortique est sain, sans lésions valvulaires; l'aorte cependant est parsemée de plaques athéromateuses.

Enfin, nous constatons l'existence d'un épithélioma du col utérin.

OBSERVATION XV

Délire furieux consécutif à une hypertrophie du cœur (Sauvet. *Annales, méd. psychologiques* 1849).

Etienne, jeune soldat et ancien cordonnier, éprouve depuis quatre ans des palpitations de cœur. Il y a deux ans, dans une ville du Midi, où il tenait garnison, ses palpitations augmentent tout à coup; le soir du même jour éclate un *délire avec fureur*. Transporté à l'hôpital de Nîmes, on lui pratique une *abondante saignée du bras droit*; le soir, la fureur était passée, mais le délire existait encore. Le lendemain matin, Etienne avait recouvert la raison et toute trace de délire avait disparu.

En novembre 1844, il vint à Bar-le-Duc en congé. A la suite de copieuses libations, les palpitations deviennent plus fortes, et dans la même nuit le délire se manifeste de nouveau; il est furieux, casse et brise tout ce qui se trouve sous sa main. On le transporte à l'asile; une première saignée générale calme son délire qui disparaît entièrement le lendemain, après une application de 10 sangsues dans la région du cœur.

OBSERVATION XVI

Hypertrophie avec dilatation des ventricules. — Hallucinations
(Saucerotte. *Annales médico-psychologiques*, 1834).

M..,, officier, âgé de 58 ans, d'une constitution robuste, mais fatigué prématurément par la guerre, succomba en janvier 1844 à une hydropisie générale succédant à une lésion organique du cœur, qui s'était révélée depuis de longues années par les signes propres à *l'hypertrophie avec dilatation des ventricules.* Cette maladie offrit à plusieurs reprises des exacerbations assez violentes qui s'accompagnèrent deux ou trois ans avant sa mort d'un dérangement singulier des facultés mentales, lequel ne se manifestait jamais qu'avec le redoublement des palpitations, de l'oppression, etc., et se dissipait avec eux, à l'aide des moyens communément employés contre les maladies du cœur (*saignée locale, digitale, nitre, etc.*).

M... était religieux, des révélations intimes lui avaient appris, dit-il, des choses importantes pour le bonheur de la France. Il s'occupait alors à rédiger, sous forme de mémoire, des pétitions aux princes, aux ministres, etc., des réflexions incohérentes, des pensées sans suite sur les affaires publiques, sur la prospérité de l'Etat, sur les destinées du peuple juif, avec mille extravagances sur le Nouveau Testament, sur la mission divine dont il était chargé, etc.

Un jour, *il eut une vision.* Une voix d'en haut lui enjoignait de déposer entre les mains d'un prince de la famille royale, alors en séjour à Lunéville, une huile sainte qui devait assurer le bonheur de la dynastie et celui de la France. Vivement préoccupé de cette idée, M... se rend chez un pharmacien, y fait emplête d'une petite fiole d'amandes douces, attend le prince sur son passage et lui remet entre les mains la précieuse liqueur, sur laquelle repose, dit-il à son Altesse royale, les espérances de la patrie.

Tout cela se passait à l'insu de la famille dans laquelle il croyait trouver de l'opposition à ses vues. Ce n'est que plus tard que tout fut découvert, car sur tout autre chapitre, il parlait en homme très sensé et n'aurait laissé soupçonner à personne le trouble partiel de son intelligence. Or, il est à remarquer que ce trouble coïncidait toujours avec des exacerbations dans la maladie du cœur et qu'en se rendant maître de ces accidents, on rendait à son intelligence sa lucidité ordinaire, M... reprenait son calme, cessait d'être poursuivi par ses hallucinations.

Dans les derniers temps de son existence, M... fut constamment préoccupé et agité par les mêmes idées chaque fois qu'il était plus mal. Il avait fini par me mettre dans sa confidence, et je ne pus obtenir de lui le silence sur ce chapitre à l'endroit duquel il était intarissable, qu'en lui promettant que je me chargerais de sa mission, lorsqu'il irait mieux.

OBSERVATION XVII

Lypémanie. — Hallucinations. — Hypertrophie du ventricule gauche (Saucerotte).

C..., sous-officier dans un régiment de ligne, éprouva un jour, en sortant de dîner joyeusement avec des amis, une hallucination singulière. Il crut *apercevoir des fan-*

tômes blancs à formes fantastiques et indéfinissables, qui se posaient devant lui d'un air menaçant. C..., crut d'abord qu'il était en proie à une de ces aberrations qu'enfantent quelquefois les fièvres bacchiques; mais la reproduction de ces apparitions vint bientôt le détromper. Honteux de ses terreurs, reconnaissant lui-même qu'il était le jouet de fantasmagorie et craignant surtout des plaisanteries de ses camarades, ce jeune homme n'osa avouer, tant qu'il était au régiment, la bizarre affection dont il était atteint. Mais lorsqu'il quitta le service il avoua tout et demanda conseil au médecin. A l'examen du cœur, on constata une *hypertrophie du ventricule gauche*. Soumis aux *saignées locales* et générales, à *la digitale*, aux *bains froids*, le malade fut débarrassé pendant deux ans de ses hallucinations. La mort tragique de son frère le fit retomber dans son premier état, par suite de l'analogie qu'il trouvait, non sans motifs, entre leurs positions mutuelles.

Avec l'exacerbation des symptômes pathologiques du cœur, revinrent les hallucinations et les terreurs qui en étaient la suite, et cela à un point tel, que C... n'osait rester seul dans sa chambre, ou coucher seul, dans la crainte d'être poursuivi par ses apparitions, qu'il avait même en plein jour. Le même traitement a ramené du calme, mais C... est souvent inquiet, morose ; il se plaint de palpitations, de douleurs dans la poitrine, de céphalalgie. Il a la crainte de perdre la raison et de finir comme son frère.

OBSERVATION XVIII

Hallucinations. — Mélancolie. — Hypertrophie du ventricule gauche (Saucerotte.)

Un jeune homme, âgé de 21 ans, dont le père atteint d'une maladie de cœur (hypertrophie avec rétrécissement des orifices, s'accompagnant d'apathie taciturne et de lypémanie, était mort sans avoir voulu se laisser traiter), ce jeune homme, dis-je, d'une bonne constitution, vint consulter le docteur pour une *hypertrophie du cœur* gauche, dont les médecins de Metz le traitaient déjà depuis plusieurs mois. Ce malade était poursuivi *de cauchemars , d'apparitions et de terreurs fatigantes.* Jugeant qu'il était atteint de la maladie de son père, il était en proie à la plus *sombre tristesse.* Les *bains de rivière,* joints aux autres moyens employés en pareils cas : *saignées,* etc., produisirent une amélioration très-notable dans l'état physique et moral de ce jeune homme.

OBSERVATION XIX

Hypertrophie. — Asystolie. — Démence. — Hallucinations. — Idées de persécution. — Tentatives de suicide. (Asile de Bron, service de M. le Docteur Max-Simon). Communiquée par les docteurs Brun et Taty.

W..., tisseur, actuellement sans profession, 54 ans, né à Paris, domicilié à Lyon, veuf, sait lire et écrire.

Les renseignements sont fournis par le fils.

Antécédents héréditaires. — *Père,* commis voyageur en librairie, aliéné, excès de boissons, maladie d'ennui ; se levait la nuit, criait, puis restait sans parler, sans vouloir voir personne, écrivait beaucoup. A été au séminaire pour être prêtre, puis a renoncé subitement à cette idée. A voulu ensuite reprendre ses études pour cette profession, mais on n'a pas voulu le reprendre. — Deux oncles, vivants, mariés à Lyon, deux tantes, l'une vit encore et est mariée. — Trois sœurs, deux sont plus âgées que lui, l'autre à deux ans de moins que le malade. Elles ont été placées à la Trinité, non comme sœurs, mais comme orphelines. La sœur cadette est mariée. Elle a une fille *qui est à l'Asile de Bron*. Le malade a une fille mariée, qui prenait des crises et avait la boule hystérique ; il a un fils faible et maladif.

Antécédents personnels. — Le malade étant orphelin, a été placé à l'âge de douze ans dans une maison de bienfaisance ; il avait déjà des *palpitations* de cœur. A exercé ensuite le métier de tisseur. Toute sa vie, il a souffert de palpitations cardiaques ; lorsqu'il courait, ses palpitations étaient tellement fortes, qu'il lui est arrivé de tomber plusieurs fois épuisé. N'a pas eu d'autres maladies ; quelques excès alcooliques.

Avant d'entrer à l'Asile, il a été traité par la digitale et le régime lacté. Le chagrin et les préoccupations morales paraissent avoir joué un certain rôle dans la production du délire.

Le caractère s'est modifié depuis quelque temps. Le malade se préoccupait beaucoup de ses affaires. *Tendances tristes*. Début brusque, le malade a perdu connaissance au café ; quand il est revenu à lui, il avait perdu la mémoire et n'a pas pu renseigner sur son identité. Sa famille le retrouve et il passe quelques jours chez lui en présentant des alternatives dedépression et d'agitation. Nuits tranquilles; phases de dyspnée et d'oppression. Hallucinations de la vue et de l'ouïe, même pendant le jour; visions terrifiantes ; incohérence des idées ; tentative de suicide.

Etat actuel. — Le malade entre à l'Asile le 9 décembre 1882. Nous trouvons de l'incohérence dans les idées; perte de la mémoire. Les fonctions digestives sont normales. Le cœur est hypertrophié. Pas de souffle ; battements forts et tumultueux ; pouls irrégulier ; faux pas du cœur. Pas d'hémoptysie ; poumons sains.

Le 13 juillet 1883. — Le pouls est très irrégulier : les battements sont forts. On ordonne KBr. 3 gr. Le malade a des idées bizarres et hypocondriaques. Il dit avoir un trou dans le côté gauche; il n'a pas de cœur. »

Le 18 décembre 1883. — Le malade présente un peu d'hébétude intellectuelle plutôt que d'affaiblissement; pas d'idées délirantes à proprement parler. Les idées délirantes hypocondriatiques qui lui faisaient dire qu'il n'avait pas de cœur ont disparu. La mémoire a beaucoup diminué; il lui arrive de ne plus se souvenir d'une chose qu'il vient à peine de voir. Il souffre de palpitations et d'oppression. Presque toutes les nuits il est réveillé en sursaut par des battements cardiaques; alors il s'effraye, a des visions effrayantes, mais assez fugaces; se sent énervé; ne peut rester à la même place et souffre beaucoup. Demande à grands cris du bromure de potassium qui paraît le soulager beaucoup. Lorsque pendant la journée il lui arrive d'avoir une contrariété ou de se fatiguer un peu, la nuit suivante est très agitée et il souffre davantage. Il ne peut faire aucun effort sans éprouver de l'oppression et des éblouissements qui lui font perdre quelquefois la notion de lui-même.

A l'examen du cœur : pas de bruit de souffle; battements tumultueux très irréguliers, asystoliques, impulsion forte, soulevant parfois la main. Pas de voussure thoracique bien appréciable. Un peu de dysphagie à la fin du repas. — Pouls irrégulier avec faux pas et, parfois, impulsions énergiques. Ni sucre, ni albumine dans les urines.

OBSERVATION XX

Palpitations. — Hypertrophie du cœur. — Lypémanie. — Hallucinations. — Accès de fureur. (Service de M. le docteur Max-Simon. Asile de Bron, communiquée par les docteurs Brun et Taty).

C..., cultivateur, 25 ans, né à L... (Rhône), célibataire, sait lire et écrire.

Indication de la source à laquelle ont été puisés les renseignements : le beau-père, la sœur de sa mère (7 octobre 1883).

Antécédents héréditaires : Père mort il y a environ 12 ans, à l'âge de 70 ans. Est resté six semaines au lit, avec les jambes enflées et beaucoup d'oppression; il toussait beaucoup. Vivait séparé de sa femme, aussi ses enfants le connaissent très peu. Avait de la fortune; c'est pour cela qu'il a été agréé en mariage; mais faisait des extravagances, croyait être malade, courait aux eaux. On voulait l'interdire. Le père était positivement aliéné. Il croyait toujours qu'il allait faire des découvertes extraordinaires; menaçait de tuer sa femme, l'aurait peut-être fait s'il n'avait craint son beau-frère. Le père avait 3 ou 4 frères, riches, mariés et sains d'esprit. Nous n'avons aucun renseignement sur leurs enfants.

Une sœur du père du malade est une demoiselle « *excessivement singulière* » (sic), ne peut s'accorder avec personne, se dispute avec tout le monde « plus aliénée que le père du malade. »

La mère est morte, il y a deux mois, à 58 ans, elle toussait souvent. Est morte enflée jusqu'à la tête.

Le malade avait deux sœurs et un frère. Une sœur est morte à l'âge de 16 ans; celle qui est mariée a environ 25 ans. Elle a un petit garçon bien conformé, bien intelligent. Elle est comme son père, en ce sens qu'elle ne rêve que fortune, grandeur, elle veut faire une grande fortune et dépense tout ce qu'elle possède, ne réussira jamais mieux que le père. Cette sœur du malade ne veut pas venir voir son frère à l'Asile de Bron, elle a peur de l'Asile. N'a pas beaucoup de santé. A trop d'intelligence, ne la place pas bien. Elle fait souvent pleurer son mari, lui dit de mauvais mots, le brusque, etc.

Maladies antérieures de l'aliéné : Réformé pour *palpitations* il y a 17 mois, après plus de deux ans de présence au corps.

Le malade, d'un caractère difficile de 18 à 20 ans, ne voulait pas travailler, était très capricieux. A tout cassé et brisé chez lui, c'est pour cela qu'on l'amène à l'Asile de Bron, le 24 septembre 1882.

Depuis l'époque de son tirage au sort, son caractère s'est *assombri*. Il était devenu taciturne, dévot, lisant des ouvrages de piété, disant des chapelets, contrairement à ses habitudes, qui précédemment étaient plutôt dans un sens opposé. Il redoutait le moment du départ pour l'armée. Réformé, comme nous l'avons dit, pour palpitations, il y a 17 mois, après plus de 2 ans de présence au corps, il est revenu avec les mêmes tendances religieuses. Ses lectures favorites étaient des sermons ou des ouvrages tels que « *L'Ange conducteur*. » Il y a cinq mois, premier accès délirant. Il crut avoir vu Jésus-Christ, la sainte Vierge, prit un crucifix, qu'il embrassait avec passion, etc., aspergeant d'eau bénite tous les meubles de la maison, etc.

Depuis, pas d'amélioration. Il dit tous les jours de nombreux chapelets, va souvent à l'église, se confesse assez rarement, disant que l'aveu de ses fautes à Dieu lui-même est bien préférable. Parfois, il prend des accès de fureur, brise tout, croyant s'attaquer aux faux dieux.

Au moment de son admission à l'Asile de Bron, il est calme, se sert des mots « mon frère » pour répondre, prétextant qu'ainsi le veut la loi céleste. Il dit que la fin du monde est proche, qu'il faut prier, et veut même empêcher son beau-frère de travailler.

Hallucinations de la vue et de l'ouïe : il voit des anges, Dieu, etc., et entend des voix : cantiques, orgues, etc.

La force musculaire est conservée. La sensibilité est normale. Rien aux poumons.

Au cœur : la pointe bat dans le 6ᵉ espace, sur la ligne mamelonnaire. Impulsions énergiques de la pointe. Le premier bruit est fort et vibrant. Pouls petit. Langue saburrale, perte de l'appétit. Du reste, le malade s'astreint à des jeûnes fréquents, par pénitence.

Examen détaillé du malade : Visage allongé, expression brute, œil un peu vague. Front un peu bas, assez large. Teint mat, bistré. Cheveux bruns, poussant en avant, plaques de calvitie. Apophyses malaires saillantes. Sourcils bruns, noirs, bien marqués, se rejoignant sur la racine du nez. Cils longs. Œil brun, grand. Bouche moyenne, lèvres minces. Barbe à poils lisses, longs, bruns, noirs, sur les joues, roux au menton et à la moustache. Oreilles petites, régulières, anthélix saillant, antitragus très marqué. Nez mince et droit. Mains fortes et régulières. Doigts osseux; la première phalange des pouces est grande. Pieds normaux; organes génitaux normaux. Taille 1^{m}72.

Diamètre de la tête :		M. F.	128 ^{mm}.
—	—	M. B.	252
—	—	M. N.	257
—	—	M. O.	195
—	—	O. B.	148
—	—	O. F.	186
—	—	B. P.	160
Tour de la tête :			570

Depuis son internement à l'asile de Bron, le malade présente des accès de tristesse, il est tout à fait lypémaniaque. La mémoire est intacte, mais l'intelligence est engourdie et lente; il faut un effort pour que le malade puisse répondre à des questions très simples sur son état et sur sa famille. Il se plaint de souffrir beaucoup du cœur; dit éprouver des palpitations violentes qui l'empêchent de faire aucun effort; parfois l'empêchent de dormir et le réveillent en sursaut. Les sentiments affectifs sont diminués. Tout en disant qu'il serait mieux dehors, le malade ne paraît pas beaucoup tenir à sortir, ni à revoir sa famille. Il passe sa journée à prier, à inscrire sur le sable des maximes pieuses. Dit n'avoir jamais ni vu ni entendu Dieu, la sainte Vierge, etc. Explique qu'il prie, parce que ce n'est ni un mal, ni une fatigue.

Le 5 octobre 1883 : Le malade se plaint beaucoup de palpitations cardiaques. A l'auscultation : impulsions très énergiques du cœur, dans toute son étendue. La main appliquée sur la région précordiale sent un frémissement très marqué. La pointe est abaissée. Pas de bruit de souffle. A la pointe, le premier bruit est vibrant, métallique, extrêmement fort. Pouls 29 au quart au moment de l'examen ; palpitations amenant un tremblement de tout le corps, une grande gêne pour respirer, et une pâleur assez marquée de la face. On lui ordonne du bromure de potassium, qu'il est impossible de lui faire prendre.

Les urines ne contiennent ni sucre ni albumine.

CHAPITRE IV

Caractères du délire cardiaque

Le délire des cardiaques offre-t-il un type particulier, reconnaissable à certains caractères définis ?

Nos observations nous permettent de répondre affirmativement.

Et d'abord, qu'elle est l'opinion des auteurs qui ont insisté sur ce point particulier ? « Au premier degré de l'anévrisme du cœur, le cardiaque, dit Corvisart, est triste, impatient, irascible ; au second degré : grondeur, toujours mécontent, versatile dans ses volontés, il s'irrite violemment contre le plus léger obstacle, contre la moindre contrariété. » Plus tard peuvent survenir les hallucinations, le délire, les tendances au suicide, etc. « Les formes d'aliénation mentale, dit Burmann, le plus souvent associées avec des maladies de cœur, sont la mélancolie hypocondriaque, cette forme spéciale de manie chronique appelée monomanie des persécutions, et ces variétés de folie générale dans lesquelles les malades sont sombres, tristes ou impulsifs. »

« Les cardiopathes sont des individus tristes, mélancoliques et concentrés, se laissant facilement aller à l'impatience, à des mouvements de colère même violente; on a même remarqué la fréquence du suicide chez ce genre de malades. » (Ball et Ritti, art. Délire, *Dict. Déchambre.*)

En lisant nos observations, nous sommes aussi frappés de la fréquence du caractère lypémaniaque de nos sujets; en effet, sur vingt observations nous le trouvons dans dix-huit. Nous remarquons des idées tristes, qui alternent avec des idées de satisfaction dans deux de ces observations; nous voyons ainsi, dans l'observation 4, une jeune personne d'une mauvaise humeur habituelle; lorsqu'elle rit, c'est sans motif; ordinairement triste et concentrée en elle-même, elle dit : « savoir tout faire » tandis qu'elle ne sait rien. Chez elle, les réactions sont excessives et peu persistantes; elle passe facilement de la joie à la tristesse. L'observation 10 est fournie par une femme de 55 ans qui se défie de ceux qui lui adressent la parole et ne dit jamais la vérité. Mais au moment de son admission, elle a manifesté quelques idées de satisfaction et de grandeur; elle avait 40,000 fr. et attendait un frère qui devait revenir très riche d'Amérique.

Dans les observations 5 et 16, on n'observe point d'idées tristes : l'officier qui fait l'objet de l'observation 16 paraît avoir quelques idées de grandeur; il rédige des mémoires et des pétitions à l'adresse des princes et des ministres, devient inspiré, etc. Mais dans toutes les autres observations, l'on remarque un fond de tristesse, de mélancolie, de lypémanie allant quelquefois jusqu'à la stupeur, comme dans l'observation 13. Ainsi, dans l'observation 1, nous voyons une femme qui souffre de maux de tête depuis plusieurs années; lingère très estimée et très pieuse, elle se plaint, tout-à-coup, de l'inégalité des conditions et de l'injustice du sort ; devient triste, s'imagine qu'on l'a vouée aux démons et qu'elle est damnée.

Le sujet de l'observation 2 est aussi une femme toujours inquiète, se figurant que des gens lui veulent du mal, qu'un homme lui a jeté un sort. — Celui de l'observation 3 est un ouvrier fumiste qui est devenu triste et défiant ; il s'imagine être poursuivi par les gens à la tête desquels est son patron ; ses ennemis imaginaires forment ce qu'il appelle « l'intrigue. » — L'observation 6 est un beau cas de lypémanie hypocondriaque. C... se sent malade, il souffre dans la tête et dans la poitrine, dans l'abdomen et au niveau du cœur ; c'est un esprit irritable, morne, pensif, taciturne, ne souriant jamais ; il croit que des ennemis, par des moyens qu'il ne connaît pas, lui causent les malaises qu'il éprouve ; on lui parle par analogie et comparaison, il montre des idées de persécution de toute nature. Chez lui, dit-il, on le traitait de pourri et de fumier. Mlle D..., qu'il a assassinée, avait causé la mort de son père, de sa mère et de son frère en jetant de la viande empoisonnée dans le jardin où elle avait pénétré, travestie en homme. — Dans l'observation 7, nous voyons un domestique toujours anxieux et inquiet, qui pleure souvent et accuse le personnel médical de vouloir l'empoisonner. — La vieille femme de l'observation 5 est d'un caractère très irritable, défiante, et ne voulant pas répondre aux questions qu'on lui adresse.

Dans l'observation 9 on remarque des mouvements d'impatience après lesquels la malade ne peut plus parler ; son visage exprime l'abattement et l'indifférence.

Le malade de l'observation 11 est un capitaine très irritable, capricieux, variable, fantasque, passant sans motifs de la joie à la tristesse, et ayant une tendance à tout envisager sous le plus mauvais jour. — Dans l'observation 12, on remarque un caractère impressionnable et présentant des changements brusques d'humeur. — L'observation 13 est un beau cas de mélancolie stupide ; c'est une jeune fille qui prend des accès de tristesse pendant lesquels elle reste dans un coin, immobile, refusant de parler ; son visage exprime l'hébétude et l'indifférence. — La malade de l'observation 13 est une femme plongée dans la tristesse, qui se figure être poursuivie par un boulanger et d'autres personnes imaginaires qui l'accusent d'avoir fait plusieurs fausses-couches et veulent la faire mettre en prison. — L'observation 15 est aussi un cas remarquable de lypémanie hypocondriaque. — Le sous-officier de l'observation 17 est souvent inquiet, triste, morose, sombre, craignant de perdre la raison comme son frère et ayant conscience de sa maladie de cœur.

Le malade de l'observation 18 est sombre, ayant des terreurs fatigantes ; il tombe quelquefois dans la plus sombre tristesse. — Chez le malade de l'observation 19, on remarque des tendances à la tristesse et des idées délirantes hypocondriaques ; il dit « qu'il n'a pas de cœur, qu'il a un trou dans le côté gauche. » — Enfin, le malade de l'observation 10 se fait remarquer par des accès de tristesse ; il est devenu taciturne, dévot, se plaint de beaucoup souffrir du cœur ; se livre à des jeûnes fréquents par pénitence ; passe la journée à prier et à inscrire sur le sable des maximes pieuses.

En somme le caractère le plus constant dans ces diverses observations, c'est l'existence d'un délire triste plus ou moins accentué, et qui n'est que rarement accompagné de conceptions mégalomaniaques.

Bien qu'atteint d'une forme de délire ordinairement qualifiée de dépressive, les cardiaques délirants sont assez souvent entraînés à des actes de violence. Ce caractère se rencontre dans 14 de nos observations : dans les observ. 1, 7, 10, 19, les actes sont dirigés par le malade contre son propre individu ; il cherche à se détruire ; il a des idées de suicide. Ainsi dans l'observ. 1, la femme se croyant possédée par les démons va trouver son curé pour se faire exorciser, le curé refuse, elle se croit alors à jamais perdue et manifeste l'intention de se détruire. Le malade de l'observ. 7, accuse le personnel de vouloir l'empoisonner ; interpelle tout le monde ; se répand en invectives contre ses voisins et enfin se fait des scarifications nombreuses et profondes ; pour le rendre inoffensif, on est obligé de lui mettre la camisole de force. La malade de l'observ. 10, passe une nuit sur la tombe de son mari, où elle voit de beaux messieurs apporter de belles couronnes ; plus tard elle s'enfuit du domicile de ses enfants, et est retrouvée toute nue, par un temps de pluie, dans une localité voisine. Dans l'observ. 19, nous trouvons également à côté des visions terrifiantes des idées de suicide.

Dans les observations 3, 4, 5, 6, 8, 9, 15, le caractère objectif du délire se manifeste par des menaces et des voies de fait, sur les personnes qui sont en contact avec le malade. L'ouvrier de l'observ. 3, poursuivi par des ennemis imaginaires, par son patron et par ce qu'il appelle « l'intrigue » se barricade dans son appartement, de sorte qu'on est obligé d'enfoncer la porte pour arriver jusqu'à lui ; là, on le trouve tenant une bouteille à la main et prêt à se défendre contre ses prétendus ennemis. La malade de l'observ. 4, avait mauvais caractère ; elle faisait des scènes à ses parents ; se disputait avec tout le monde et s'est battue avec son père à coups de bouteille. La malade de l'observ. 3, injurie les voisins, frappe son mari à coups de bâton et menace de mettre le feu. Dans l'observ. 6, il s'est livré, à différentes époques, à des voies de fait sur des personnes : il jette une première fois de l'acide sulfurique sur les dames D...., et quelque temps après, armé d'un revolver, il les poursuit, à la sortie de l'église et parvient à tuer la fille et à blesser la mère. Dans l'observ. 9, on ne signale que quelques mouvements d'impatience. Dans l'observ. 15, on note simplement du délire furieux sans donner de détails.

Enfin, nous avons trois observations (2, 16, 20), dans lesquelles les malades se livrent à des actes qui ne sont bien dangereux ni pour le malade, ni pour la société. Ainsi, lorsque la malade de l'observ. 2, a ses hallucinations, lorsqu'elle entend les démons et autres bêtes, elle se met en prière et ne cesse que lorsqu'elle tombe exténuée de fatigue. A la suite de révélations intimes qui lui ont appris des choses importantes pour le bonheur de la France, l'officier de l'observ. 16, rédige des mémoires et des pétitions aux princes, aux ministres, etc. Il attend les princes sur leur passage et leur remet une fiole pleine d'huile sur laquelle doit reposer les espérances de la patrie. Enfin, le malade de l'observ. 20, s'astreint à des jeûnes fréquents ; passe sa journée à prier, à inscrire sur le sable des maximes pieuses et dit que la fin du monde est proche, cependant il a des accès d'un caractère plus violent ; il prend par exemple un crucifix qu'il embrasse avec passion, fait des prédications ; enfin surviennent quelquefois des accès de fureur pendant lesquels il brise tout croyant s'attaquer aux faux dieux ; ce qui tendrait à le faire ranger dans la catégorie précédente sous le rapport des impulsions violentes.

Hallucinations : Nous trouvons des hallucinations dans les observations : 1, 2, 3, 4, 6, 9, 10, 14, 16, 17, 18, 19, 28. Les plus fréquentes sont celles de l'ouïe et de la vue, puis celles de la sensibilité générale. Quelquefois elles s'observent toutes chez le même sujet, ainsi chez le malade de l'observ. 3, nous trouvons des hallucinations de l'ouïe, de la vue, du sens olfactif et de la sensibilité générale ; il entend parler son patron et les personnes qu'il désigne sous le nom collectif de « l'intrigue» ; ressent le choc des balles gazeuses que lui envoie la machine pneumatique placée dans les caves ou dans les greniers et manœuvrée par ses prétendus ennemis. Il est oppressé de temps en temps et il l'attribue également à la machine pneumatique dont il ne peut expliquer le fonctionnement. Quelquefois il voit « tout trouble », c'est l'effet de la reverbération électrique produite par ses ennemis ; ceux-ci font encore dégager des vapeurs d'esprit de nitre et d'acide sulfurique qui le suffoquent et le resserrent au niveau du gosier à un point tel qu'il est près d'étouffer.

Idées de persécution : Se trouvent manifestement associées avec les idées tristes dans les observations 1, 2, 3, 4, 6, 7, 10, 14, 18, 20. Ces idées ont rapport soit aux personnel médical, compagnons de travail, parents, proches, etc., ou bien à des êtres surnaturels et imaginaires ; démons, bêtes, etc.

Incohérence : Est signalée dans les 5 observations suivantes : 4, 5, 9, 12, 19.

Perte des sentiments affectifs : Existe chez les malades des observations : 4, 5, 10, 20.

Concomitance des exacerbations dans les troubles psychiques avec les exacerbations des troubles cardiaques : Ce phénomène important se rencontre dans les observations 11, 12, 14, 16, 17, 18. Morel a d'ailleurs très bien signalé ce symptôme du délire cardiaque.

« On comprend la périodicité, dit-il, dans les exacerbations de nos aliénés atteints de maladie du cœur : hypertrophie, insuffisance et rétrécissement des orifices. Ces accès périodiques sont toujours en rapport avec une difficulté plus grande de respirer, un état d'œdème ou d'infiltration des membres... J'ai remarqué chez les mêmes individus le retour périodique d'idées systématiquement bizarres, de tendances hypocondriaques et souvent j'ai remarqué des hallucinations spéciales qui surgissent avec l'augmentation de l'obstacle à la circulation, et avec la congestion cérébrale qui en était la suite. »

CHAPITRE V

Diagnostic et traitement.

Dans les hôpitaux, il est ordinairement facile de reconnaître un délire cardiaque; les malades entrent pour une affection du cœur, ce n'est qu'ultérieurement, vers la fin de la maladie et sous les yeux du médecin que le délire se développe.

Dans les Asiles, ces malades présentant, à leur entrée, et du trouble des facultés intellectuelles et des lésions du cœur, à côté de cas très nets de délires dépendant directement des affections cardiaques, il existe une multitude de cas où il est difficile, sinon impossible, de dire : 1° si c'est la folie ou la maladie du cœur qui a joué vis à vis de l'autre un rôle pathogénique ; 2° si la maladie du cœur ne se trouve pas associée avec d'autres causes pour produire les troubles de l'intelligence.

Au début, alors que le délire cardiaque est encore à peine marqué on pourrait le confondre avec une simple excitation mentale sans perversion des facultés; mais l'erreur serait sans inconvénients, car à ce faible degré les indications sont les mêmes. Il faudrait bien se garder de considérer comme produit par des lésions du cœur, des troubles psychiques et du délire qui ne seraient que le résultat de l'usage prolongé de la digitale (mais il faut avouer que c'est là une éventualité bien rare). A la suite de l'accumulation de ce médicament dans l'organisme on voit quelquefois apparaître des nausées, des vomissements, des tiraillements d'estomac, des coliques, des vertiges, du délire, etc. On constate en même temps la précipitation et le désordre des battements cardiaques ainsi que l'irrégularité et la petitesse du pouls. Dans le doute et en tenant compte de la prédisposition des malades, on n'aurait qu'à suspendre le médicament.

Quant à déterminer le moment où un cardiaque délirant peut être considéré comme aliéné on s'en rapportera au principe d'Alfred Maury : Nul n'est, dit-il, à proprement parler, parfaitement sain d'esprit et de corps, il n'est personne qui ne soit sujet aux maladies comme à l'erreur. Mais quand le trouble de l'intelligence devient assez considérable pour que la somme d'erreurs auxquelles il donne lieu soit beaucoup plus grande que cela n'arrive pour le commun des hommes, alors seulement on regarde l'intelligence comme lésée, de même que lorsque le trouble de l'économie devient assez grand pour altérer notablement une ou plusieurs fonctions physiques on déclare qu'il y a maladie.

Le traitement du délire cardiaque doit avoir pour but de combattre les troubles circulatoires et les lésions cardiaques qui en sont le point de départ. Pour établir ce traitement, il faut faire une distinction entre les troubles qui relèvent de l'anémie ou de l'ischémie cérébrale, et ceux qui se rattachent à l'hyperhémie de l'encéphale mais ces indications ne diffèrent pas de celles que l'on rencontre dans tous les traités classiques.

Dans nos observations, le traitement de la maladie du cœur a donné, dans neuf observations, de bons résultats, au point de vue des troubles psychiques. On a vu ceux-ci diminuer d'intensité ou disparaître complètement.

La malade de l'observation 1 avouait elle-même que la digitale « calmait ses nerfs » et qu'elle était moins agitée, moins malade après avoir usé de ce médicament.

Le malade de l'observation 11 a vu ses crises d'hystérie disparaître après l'usage de la digitale. Celui de l'observation 12, également hystérique, s'est au contraire très bien trouvé de l'emploi des opiacés.

La digitale a donné d'excellents résultats au malade de l'observation 14, et les saignées au malade de l'observation 15.

La digitale, les saignées et le traitement général des maladies de cœur aux malades des observations 16, 17 et 18.

Enfin, le malade de l'observation 19 demande à grands cris du bromure de potassium, c'est le seul médicament qui lui procure un peu de tranquillité.

La question d'irresponsabilité peut être posée au médecin pour des faits accomplis par des cardiopathes et tombant sous le coup de la loi. Les plus fréquents sont des actes de violence, des coups et blessures, voire même des meurtres et autres crimes, ainsi que nous en avons un exemple dans l'observation 6.

Il est donc bon de se rappeler que ces actes délictueux commis par des malades, sous l'influence du délire cardiaque, peuvent être entachés d'irresponsabilité.

INDEX BIBLIOGRAPHIQUE

Armaingaud : *Mémoires de la Société de méd. et de chir. de Bordeaux* 1878

Burmann : *Haert disease and insinaty, in the west est riding lunatic anglum midical reports*, 1873.

Ball et Ritti : *Dict. encyclopédique des sciences médicales.* Art. Délire.

Coroisart : *Traité sur les maladies du cœur*, 1811.

Calmeil : *Dict. en 30 vol.* Art. Aliénés.

Dufour : *Ann. medico psychologiques*, 1876.

D'Artos : *Troubles psychiques des cardiaques.* — Th. Paris, 1881.

Esquirol : *Traité des maladies mentales*, 18?8.

Fabre : *Gaz. des Hôpitaux*, 1872.

Foville : *Dict. de méd. et de chir. pratiques.* Art. Délire.

Guislain : *Traité sur l'aliénation mentale et les hospices d'aliénés.* — Amsterdam, 1826, 2 vol.

Griésinger : *Traité des maladies mentales*, 1845.

Hirtz : *Manifestations cérébrales dans les affections cardiaques.* — Th. Paris, 1877.

Littré : *Dict. en 30 vol.* Art. Cœur, Paris, 1834.

Limbo : *Contributions à l'étude des encéphalopathies d'origine cardiaque.* — Th. Paris, 1880.

Marcel : *Traité des maladies mentales*, 1860.

Marcé : *Traité pratique des maladies mentales.*

Murraté : *Des troubles mentaux dans l'asystolie.* — Th. Paris, 1880.

Nasse : *Archiv. für médecin.* — Erfalk une Zeitsch, 1818.

Péter : *Cliniques.*

Potain et Rendu : *Dict. encyclopédique des sciences médicales.* Art. Délire.

Romberg : *Zeitsch.* — Von Nasse, 1822.

Raynaud, M. : *Dict. de méd. et de chir. pratique.* Art. Cœur.

Saucerotte : *Ann. méd. psycologiques*, 1846.

Lyon. — Imp. J. Gallet, rue de la Poulaillerie, 2.

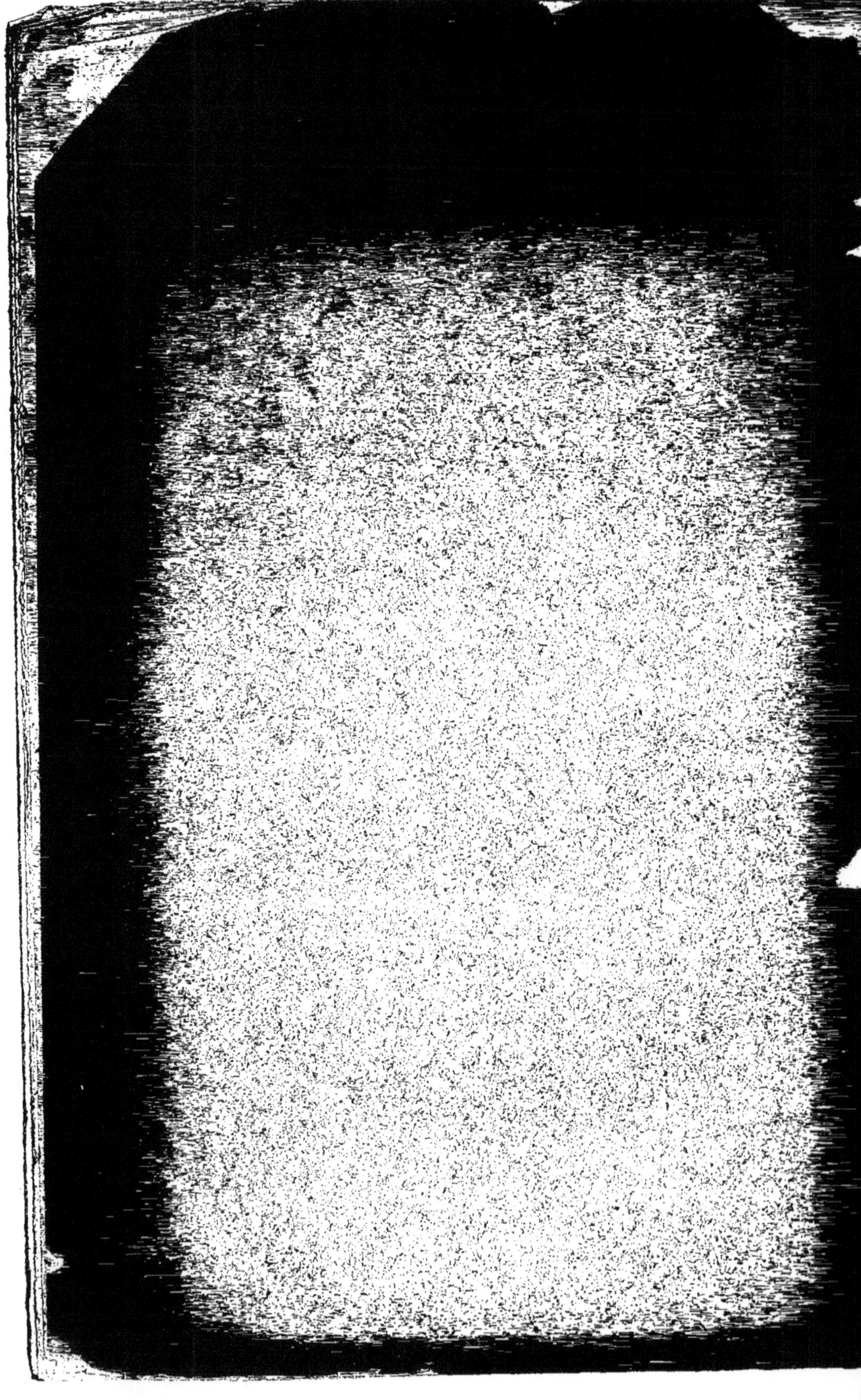

www.ingramcontent.com/pod-product-compliance
Ingram Content Group UK Ltd.
Pitfield, Milton Keynes, MK11 3LW, UK
UKHW021057270726
13967UKWH00012B/1972